U0741497

老甸读医随笔

王乐甸◎著

王　键　陶国水◎整理
王又闻　王　睿

中国健康传媒集团
中国医药科技出版社

内 容 提 要

王乐匋教授，笔名老匋，承新安王氏家学，善用仲景方，被称为"王伤寒"，是新安医学和温病学学科带头人之一。本书包括医验撷秀、方药阐微、医理钩玄、诊余漫录、治学门径五个部分，有读书心得、古方释义、流派观点、追忆案例等，案话结合，自成体系，适合中医临床医师、医学生及中医爱好者阅读。

图书在版编目（CIP）数据

老匋读医随笔 / 王乐匋著；王键等整理 . — 北京：中国医药科技出版社，2018.8

ISBN 978-7-5214-0318-3

Ⅰ . ①老⋯　Ⅱ . ①王⋯ ②王⋯　Ⅲ . ①中医临床—经验—中国—现代　Ⅳ . ① R249.7

中国版本图书馆 CIP 数据核字（2018）第 110986 号

美术编辑　陈君杞
版式设计　锋尚设计

出版　中国健康传媒集团 ｜ 中国医药科技出版社
地址　北京市海淀区文慧园北路甲 22 号
邮编　100082
电话　发行：010-62227427　邮购：010-62236938
网址　www.cmstp.com
规格　710×1000mm　¹/₁₆
印张　19¹/₄
字数　223 千字
版次　2018 年 8 月第 1 版
印次　2018 年 8 月第 1 次印刷
印刷　三河市万龙印装有限公司
经销　全国各地新华书店
书号　ISBN 978-7-5214-0318-3
定价　69.00 元

版权所有　盗版必究
举报电话：010-62228771
本社图书如存在印装质量问题请与本社联系调换

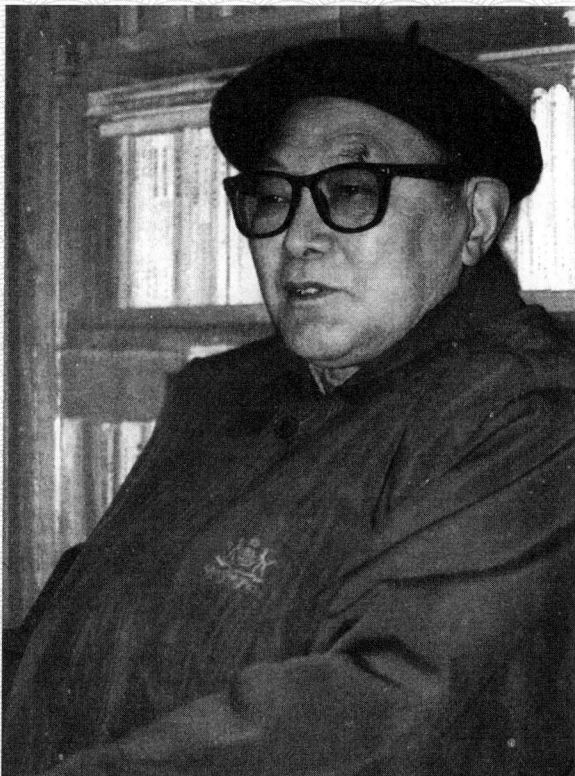

王乐匋（1921～1998），笔名老匋，别名默庐，安徽省歙县人，出身于"新安王氏医学"世家。著名中医学家，全国首批名老中医学术经验继承工作导师，温病学科带头人之一。新安王氏医学，世以医名，临床遣方用药，有自己独到疗效和风格。王乐匋先生毕生致力于中医温病学和新安医学研究，博学多通，自求真得，学养深厚，学验俱丰，著述丰富，且擅长笔墨丹青。具有深厚的学术造诣和独到的临证经验，对中医温病学的发展和新安医学的传承作出了重要贡献。代表性著作有：《新安医籍丛刊》《新安医籍考》《续医述》《读医随笔》等。

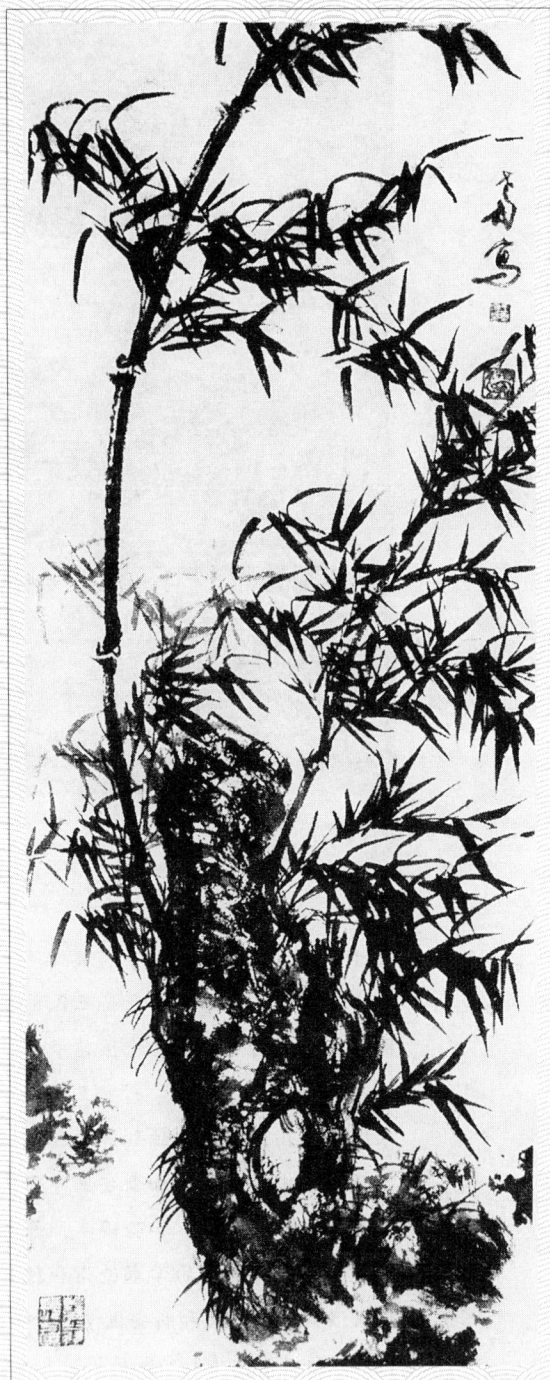

王老画竹

王序

　　乐匋教授以大作《老匋读医随笔》书稿见示，并嘱小序。谊不容辞，以琐务纷繁，近日始拜读一过。是书文笔清隽，一如其人。而探求中医之理论与实践，评书论证，谈岐黄之奥秘，如娓娓话家常。盖乐匋数十年辛苦之结晶，深入而浅出之力作，而其所寄托，殆亦在《聊斋》《草堂》间耳。

　　乐匋为新安王氏之后，王漾酗（谟）之孙，王仲奇之侄，王任之之从弟。新安王氏，世以医名，遣方用药，卓然自成一家。故乐匋之学，自有渊源，即此书可以见之。

　　乐匋任教于安徽中医学院三十年，主讲温病，用力尤深。故有关撰述，约及全书之半。其辨析之细入秋毫，治验之应同桴鼓，推陈出新，每多创见。盖术业有专精，师古而能化者也。

　　安徽地处华东腹地，吴头楚尾，襟江带淮，北接豫鲁，南通闽越，地腴物阜，自古人才辈出，代领风骚。明清之际，中国科学技术处于"低谷"状态，吾皖独能欣欣向荣。新安医学更是一跃而居于全国之前列。据《安徽科学技术史稿》统计：当时安徽医学名流几占全国同期总数六分之一，而新安医家545人又居全省之冠。明清两代安徽医著约六百多种，新安一隅即达四百多种，亦为全省之冠，此一盛况，任之兄当再四为予言之。盖不仅珍此新安之光，抑且重新安之学。新安医学乃新安文化之重要组成与产物。乐匋深契此意，故是书特多论学之篇，成为随笔特色。举凡读书用书之法，临证决疑之方，乃至敦品励学之道，靡不谆谆论及。诚后学之津梁，度世之金针，用心亦良苦矣！

任之兄谈医学，独崇程杏轩之《医述》，谓其"积数十年之力，上自《灵枢》《素问》，下至近代名家，采书三百余种，综贯众说，参合心得，分类比附，浑然自成一整体。得此一编，即可省涉猎群书之劳，而收取精用宏之效"（1959年线装本《医述》前言），而于《杏轩医案》实事求是之科学精神，尤为钦敬。医之道本所以济世活人，而非可以欺世盗名误人。故乐匋于此老勇于"自咎学力未到"之医德医风，亦三致敬焉。

乐匋工诗、书、画，而几掩其医名。任之兄尝以为憾。而徐味兄作序，特为表而彰之。见仁见智，各以其道。乐匋标陶、王、傅、薛诸前贤之高韵，亦夫子之道也。

王世杰[①]

1990年6月4日于合肥之桐阴陋室

---

① 王世杰（1924～），原安徽省教育厅副厅长，原安徽省陶行知研究会副会长、顾问。

徐序

新安医学研究会会长、安徽中医学院教授王乐匋先生，出生于徽州一医学世家，与其堂兄任之，俱为当代名医，双双少负才名。乐匋好读书，博雅多艺，诗书画无不精妙。予曾寿之以诗曰：

> 杏林艺苑每相通，神韵由来气脉同。
> 我爱当今王乐老，风流直逼一瓢翁。

此绝非时下戴高乐派信口誉人之作也。所谓戴高乐派，乃给人戴高帽使其快乐者也。予与乐匋，君子之交，情操自守，岂肯效井市小儿之所为耶？

予与乐匋相识于一九八零年秋。时予举家刚经下放地青阳回合肥不久，适值当代女词人丁宁在安徽省图书馆病逝。予与乐匋都和丁宁有过密切交往，一起为其治丧。彼此始得识面。予首次欣赏乐匋书法，亦在此时。盖女词人曾作一长联以自挽，临终前求乐匋代书。乐匋之字，法度谨严，功力深厚，远非一般鬼画符书家可比。乐匋亦于此时首次见予诗。予当时挽女词人七绝四首，有句曰："风雨潇潇徒四壁，箧中只剩未烧书。"既悯死者身世之悲苦，更恨"四人帮"焚典灭籍之罪行，深得乐匋称是。在此之前，予与乐匋虽未谋面，因有丁宁从中时为说项，彼此亦有所了解，此时相见，大为恨晚。

一九八五年安徽诗词界同仁，在张恺老[1]倡导下，酝酿成立安徽省诗词学会，予与乐匋均为发起人，学会成立后，均为该会理事，时以吟唱为乐。乐匋有题红梅诗曰：

　　　　此花不作冰霜态，偏爱浓妆着绛绡。
　　　　色似碧桃无媚意，铮铮铁骨自风高。

　　题傅青主书丹枫阁曰：

　　　　论书偏爱啬庐体，逸宕风高是我师。
　　　　宁丑毋媚斯颜美，做人做字两无歧。

　　题绩溪城南隐张坑曰：

　　　　问道留侯曾隐居，民间犹说石公书。
　　　　淮阴结局烹功狗，那及井泉意自如？

　　无须多作引证，一位耻于媚俗，淡于名利之诗人形象，已跃然纸上矣！

　　──────────
① 　张恺老：即张恺帆（1908～1991），原安徽省委书记、安徽省政协主席。

一九八七年中华诗词学会成立，予与乐匋均为该会会员，成立大会召开时，予躬逢其盛。时至端阳，北京气候炎热，赵朴初先生时与予邻座，从予手中接过一把折叠纸扇，刚一打开，即为扇面书法所吸引，连声赞赏曰："好！写得好！"又翻看背面山水，频频点头曰："画亦甚佳！"待细看款识印章之后，轻声问及乐匋先生情况，予答曰：乐匋乃一名医，诗书画为其余事也。朴初先生连声曰："难得难得！"听说启功先生对乐匋书法也曾多有赞誉，只是乐匋风流蕴藉，不喜张扬罢了。

薛一瓢前代名医名士，乐匋为当代名医名士，医名甚高，但却不掩才名。

拨乱反正之后，十年浩劫时期那种万马齐喑之局面已经打破，迎来学术界和艺术界之空前活跃。乐匋教学之余，勤于动笔，著述甚丰。随着《续医述》一书问世，现又有新著《老匋读医随笔》及《老匋书论》[①]两书付梓，皆本金针度人之意，殊为可敬。予有幸得先读其手稿，叹赏之余，作此文为之序。

徐味[②]

一九九零年二月于合肥西门外文联

---

① 《老匋书论》为王乐匋教授医教之余研习书画艺术的心得体会，为清稿。

② 徐味(1924～2012)，字蕴之，原安徽省文联名誉副主席，中国作协会员，诗人。

目 录

方药阐微

医理钩玄

诊余漫录

治学门径

医验撷考

老一旬一读一医一随一笔一

风温治验

风温治验

例一：

锺××，男年34，住金城之水东　1976年11月14日初诊：右侧牙亡龈肿疼作。近日身发寒热（达40.1℃）咳呛气逆。疫稠粘而不爽，转侧不利。舌尖黄而腻，脉来弦滑而数。风温疫热薄蓄肺胃，邪势方张，势防逆传，当予清温透邪，而化痰热。

冬桑叶9克　　炒牛蒡（杵）9克　　净连翘12克　　银花18克　　前胡4.5克　　桔梗4.5克　　炙菀父9克　　冬瓜子12克　　干苇茎18克　　薄荷3克　　炒赤芍9克　　广郁金6克　　海浮石9克　　佳美枇杷叶12克　　一剂

11月15日二诊：身热退而未净（38.6℃），咳嗽疏。原方去薄荷，加象贝9克。二剂

案 1 钟某，男，34岁，住宣城之水东。

1976年11月14日初诊：左侧第七肋骨折，近日身热甚炽（达40.1℃），咳嗽气逆，痰稠黏而不爽，转侧不利，苔淡黄而腻，脉来弦滑而数。风温痰热蕴蒸肺胃，邪势方张，势防逆传，亟予清温达邪，而化痰热。

冬桑叶9g，熟牛蒡（杵）9g，净连翘12g，银花18g，前胡4.5g，桔梗4.5g，瓜蒌皮9g，冬瓜子12g，干苇茎18g，薄荷3g，炒赤芍9g，广郁金6g，海浮石9g，清炙枇杷叶12g，1剂。

11月15日二诊：身热退而未净（38.6℃），咳稍疏。原方去薄荷，加象贝9g，2剂。

11月17日三诊：身热虽未净退，然热势得杀，咳亦渐疏，脉来弦滑而数，舌苔渐化，转为薄白而滑，拟再清化。

炙桑皮叶（各）9g，净连翘12g，前胡4.5g，熟牛蒡（杵）9g，银花12g，象贝母9g，瓜蒌皮4g，冬瓜子18g，紫菀4.5g，蒸白前4.5g，广郁金6g，海浮石12g，清炙枇杷叶12g，炙马兜铃4.5g，2剂。

11月18日四诊：今日体温尚有38℃，昨夕溏泻数次，咳逆稍舒，神色渐振。此种溏泻可作肺移热于肠解释，陈平伯的外感温热篇，王孟英按语中已有论及，实不必虑也。苔薄腻，脉弦滑而数，风温痰热蕴蒸肺胃，大邪虽退，余烬尚炽，拟再清化。不寐亦一并兼及之。

炙桑皮叶（各）9g，净连翘12g，扁豆衣12g，银花炭15g，枳实炭3g，前胡4.5g，桔梗4.5g，象贝母9g，冬瓜子18g，广郁金6g，茯神（辰砂拌）9g，海浮石9g，瓜蒌壳9g，清炙枇杷叶12g，2剂。

药后热渐退，予以益胃阴作善后调理而愈。患者第七肋骨折，经该院骨科中医调治至10日后痊愈出院。

按：患者原系因骨折而至宁国仙霞医院治疗，进院后即发高热，经诊查为支气管炎伴肺炎，余其时正带学生在该院实习，而平日为同学讲课，又以温病学居多。此病自始至终（包括骨科用药）用中药治愈。说明中医确能治急性病。

案 2 陈某，男，64岁，住宁国仙霞。

1976年11月12日初诊：初起形寒身热，今则热虽不炽而神志时明时昧，咳逆痰稠，难于平卧，苔干腻而灰白，上罩淡黄之苔，脉来濡细少神，略带数象。风温与宿饮相搏，绩之于肺，痰浊上蒙机窍，遂致神明之所，而为云雾之乡，症情重笃，势防邪陷，姑予宣肺涤饮，豁痰开蒙，以冀出险入夷为幸。

炙桑皮9g，带心连翘12g，冬瓜子12g，前胡4.5g，象贝母9g，桔梗4.5g，瓜蒌皮9g，煅鹅管石9g，紫菀4.5g，陈胆星3g，石菖蒲4.5g，广郁金9g，六神丸（分2次吞）20粒，1剂。

11月13日二诊：昨方服后，神志犹然昏蒙，咳嗽气逆，平卧则剧，脉舌如前，症势仍在险关，况年高患此，防其正气不支，而有邪陷之变。

炙桑皮9g，带心连翘12g，冬瓜子18g，前胡6g，陈胆星6g，天竺黄9g，广郁金9g，九节菖蒲4.5g，竹沥半夏6g，川象贝（各）9g，煅鹅管石9g，至宝丹（化服）1粒，1剂。

11月14日三诊：昨方服后，神志渐清，咳逆痰稠尚甚，本原意出入再进。

原方去至宝丹，加真猴枣粉（调服）1g，昨方之川贝，亦改为末剂调服，1剂。

11月15日四诊：患者神志清慧，虽咳逆痰稠，然腻苔已化，脉来渐转滑象，拟再清肺化痰，然症情虽过险关，高年患此，尚须着意为幸。原方去猴枣粉，天竺黄，加干苇茎18g，2剂。

11月16日五诊：昨方本嘱服2剂，患者家属因此番能得不生枝节，亦为幸矣。为慎重计，嘱再为出诊，患者犹然咳逆痰稠，舌腻净化，脉来滑，无明显之热，拟再清肺化痰，参以涤饮。

炙桑白皮9g，冬瓜子18g，干苇茎18g，瓜蒌壳9g，地枯萝12g，紫菀4.5g，蒸白前6g，炙马兜铃4.5g，煅鹅管石9g，清炙枇杷叶12g，象贝母

9g，3剂。

11月19日六诊：患者诸恙渐平，仅犹然咳嗽气逆，按痰之标在肺，然其本则在肾，前方加胡桃肉9g，黑锡丹（分吞）3g，3剂。

以后则基本从肺肾两治之法，作善后调理以挫其势。

按：此患者经诊查诊为老年肺炎，有结核病史，此次诊治过程尚觉顺利，确如患者家属所云："能得不生枝节，亦万幸矣。"

湿温治验

湿温治验

例一、陈×秋　女　年16　住溧城

1984年9月16日初诊：湿温三候，始则邪郁
中焦，今则神志渐至昏瞀，时、痉搐，阳陷部
未参暴之，舌绛起刺，喜凉里，根部腻，脉来
细而数，阴津极伤，邪郁不达，于是厥阴俱
虚于暴，以致神明无主，内窍时动，独于清泄
透邪，速营世医，用药蓄而据阳风，以喜生阴
以暴为率：

鲜生地24克　元参心12克　白犀角（先煎）9克　肥知母9克　石菖蒲6克
银花15克　带心连翘9克　生牡蛎（先煎）24克　川郁金6克　大青叶15克　辰打石1束　钩藤（后入）18克　活水芦根30克
紫雪丹（另服）2克　　一剂

案 1 陈某，女，16岁，住绩城。

1954年8月16日初诊：湿温三候，始则邪热留恋，今则神志陡然昏瞀，时时搐搦，胸腹部赤疹累累，舌绛起刺，苔焦黑，根部腻，脉来弦细而数。阴津被灼，邪郁不达，手足厥阴俱为所累，以致神明无主，内风时动。亟予清温达邪，透营泄热，开昏蒙而息内风，冀出险入夷为幸。

鲜生地24g，玄参心12g，白犀角（另煎兑入）9g，肥知母9g，石菖蒲6g，银花15g，带心连翘9g，生玳瑁（先煎）24g，川郁金6g，大青叶15g，辰灯芯1束，钩藤（后入）18g，活水芦根30g，紫雪丹（另服）2g，1剂。

8月17日二诊：神志犹然昏瞀，时仍搐搦，身热未退，胸腹部赤疹累累，渐呈紫黑，大便多日未解，脉舌如前。因思九芝陆氏于《世补斋医书》中，有"阳明为成温之薮"之说，此证邪虽在营，累及手足厥阴、然泄阳明之热仍不容少忽，本原意而参入通腑撤热一法。

鲜生地30g，生锦纹（与生地同捣）9g，白犀角（另煎兑入）9g，紫花地丁9g，知母9g，带心连翘12g，生玳瑁（先煎）24g，玄参12g，银花15g，石菖蒲6g，人中黄9g，大青叶24g，川郁金9g，局方至宝丹（去腊壳溶化服）1粒，钩藤（后入）18g，活水芦根30g，全蝎4.5g，1剂。

8月18日三诊：前方服后，得大解2次，身热渐得少杀，刻下，神志渐得清慧，搐搦间作，亦不若前此之甚，舌质绛而渐见津泽，苔焦黑略退，渐转焦黄，脉来弦细而数，证势略见转机，犹未入于坦途也。原方去生锦纹，再接服1剂。

8月19日四诊：身热十退五六，神清搐定，胸腹部赤疹渐淡，渐渐知饥欲食。舌质红，仍乏津润，上罩薄黄苔，脉诊细而数。湿温化火之邪，已有退机，阴津伤而未复也。

南北沙参（各）12g，银花12g，生粉草4.5g，鲜石斛18g，连翘9g，白茅根（去心衣）30g，天花粉9g，大青叶12g，鲜芦根30g，生谷芽12g，糯稻根须18g，4剂。

8月22日五诊：身热十退八九，舌转津润，质亦渐淡，上泛白苔，脉来濡软，近日当脘微觉痞闷不快，纳谷衰少。此正气内虚，温邪退而余湿未尽，湿之为物，黏腻重浊，纵使化火入营，亦往往余湿犹滞。昔方耕霞论此等证，力主清到六七，即须审顾，以防其燥去而湿或再来，从而戕伐脾肾之阳气，与温邪内发，火退而病减者，截然不同也。法当振脾元，扶胃气，参以化余湿之剂，以为善后之图。

太子参9g，清半夏4.5g，茯苓9g，土炒于术6g，无花果9g，生熟苡仁（各）9g，佩兰9g，范志曲9g，青蒿梗9g，炒扁豆衣12g，滑石（包）12g，荷叶边12g，生谷芽15g，4剂。

案 2 李某，男，50岁，绩溪黄土坎。

1957年8月23日初诊：患者有血吸虫病史，血防部门以其未能适应锑剂治疗，拟改用他种疗法，以改善体征，为锑剂治疗创造条件。此次时邪外感，身热一候不退，容色晦滞，当脘闷塞不快，纳谷不馨，大便溏而不爽，两足浮肿，日暮肿势较甚，苔白腻，脉濡而数。此湿热互郁，流连气分，漫布三焦，而脾肾之阳素虚，以致邪气欲达而未能遽达也。热气熏蒸，湿邪重浊，阳不振则湿不化，湿不化则热不休，勉予温通阳气，而化湿浊，能得湿开热透，则酌予清热，庶可使湿热两分而病解也。

熟附片（先煎）9g，连皮苓15g，藿香梗6g，川桂枝4.5g，淡姜衣4.5g，五加皮9g，苍白术（各）4.5g，佩兰9g，通草3g，炒扁豆衣12g，范志曲9g，米炒荷叶12g，服2剂。

8月25日二诊：恶寒大体未作，大便渐实，日尚二起，日暮两足仍有轻度浮肿，身热依然未退，脘闷纳少，苔白质腻，脉濡软而带数，阳气渐振，湿热交混之象尚盛也。仍本原意出入，消息可矣。

熟附片（先煎）9g，蔻仁3g，连皮苓12g，苍白术（各）4.5g，佩兰

9g，淡萋衣4.5g，藿梗6g，制川朴4.5g，通草3g，扁豆衣12g，范志曲9g，米炒荷叶12g，2剂。

8月27日三诊：大便日尚二三起，然已不若前此之溏而不实矣，两足浮肿，亦有消退，当脘尚觉闷塞不快，不思纳食，身热不退，苔转淡黄，质犹腻，脉细濡而带数。阳气渐振，热亦渐透，流恋之湿浊尚盛也。

熟附片（先煎）9g，蔻仁3g，石菖蒲6g，生白术6g，制川朴4.5g，扁豆衣12g，连皮苓12g，佩兰9g，通草3g，生苡仁12g，范志曲9g，青蒿9g，米炒荷叶12g，2剂。

8月29日四诊：近两日来大便大体如常，二足浮肿亦退，虽身热未净，然脘闷已舒，渐渐知饥思食，颈项胸膺之间，晶瘔累累，苔黄腻渐化，脉濡而带数。阳气渐振，湿邪渐有退机，热犹未楚也。拟再分解湿热。然脾肾阳虚之质，清润之剂，用之宜慎，鞠通谓温邪之兼湿者，用药宜刚而忌柔，旨哉言乎？

熟附片（先煎）4.5g，鲜青蒿9g，川朴花4.5g，佩兰叶9g，石菖蒲4.5g，净连翘9g，藿香6g，蔻仁3g，赤苓9g，苡仁12g，通草3g，西滑石（包）12g，炒黄芩3g，青荷梗尺许，4剂。

上方两剂后，身热渐退，诸症悉减，嘱其再服2剂，以后从甘露消毒丹出入为方，续予分解湿热，最后以七味白术散出入，作善后调理。至于宿恙，仍须要有日后之反复治疗，为根治创造条件。患者初诊之时，测试体温为39.2℃，服温化之剂，逐日下降，至四诊之后，已降至常温，可见降温不必定持发表、苦寒之药也。

按：湿温之治，首先是辨别表里气血之层次，再就是权衡湿与热二者之孰为偏重，而透、化、渗、清是为分解湿热的常用方法，几乎贯穿于本病始终，只是视其症情之转化而有所侧重而已。

一般来说，清热之要不难理解，化湿却往往为初学者所忽略，其实湿热相郁之病，化湿在里面占了相当重要的位置，这是因为，湿热两合，则黏腻重浊，最难骤解，故清其热尤须化其湿，湿去则热势孤，拔之自易，不然，徒清其热，不化其湿，不仅热无由解，其甚者戕害阳气，变化将不可胜言。至于湿从热化，伤阴劫津，此时救阴通腑，而生津液，治法与一般温病无二致，然又有不同者，他种温病（如春温、风温）从温化火，火退而病亦解；湿温病从湿化燥，往往余湿犹滞，故燥邪一去，湿的现象尚可能再来，昔人所谓"抽蕉剥茧"之喻，用于湿温证尤为贴切。

上二案之案1，为湿温由气及营，劫及阴液，而至风动痉厥之病，故予生津达邪，开窍息风，又由于患者大便多日未解，故少佐通腑，俾得气通而病解。案2系一湿温证之变局，患者体温虽有39.2℃，然外热不扬，而便溏跗肿，已呈脾肾之阳不振之候，故予以温运脾肾之阳，俾阳气得以振奋，然后再予分解湿热之法，如贸然投以清滋苦寒之药，其病将不可收拾矣。

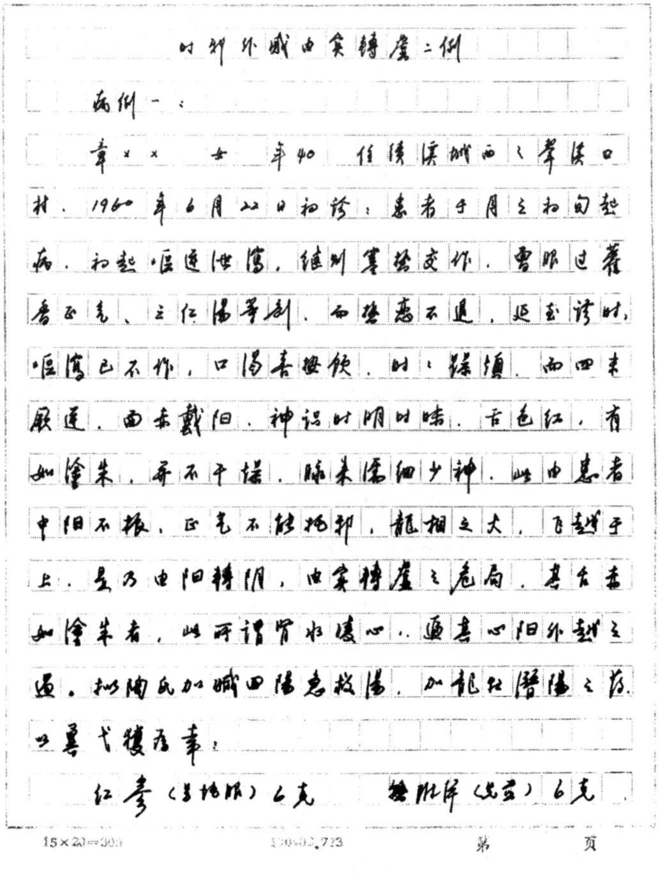

时邪外感由实转虚二例

案1 章某，女，40岁，住绩溪城西之翠西口村。

1960年6月22日初诊：患者于月之初旬起病，初起呕逆泄泻，继则寒热交作。曾服过藿香正气、三仁汤等剂，而热恋不退。延至诊时，呕泻已不作，口渴喜热饮，时时躁烦，而四末厥逆，面赤戴阳，神志时明时昧，舌色红，有如涂朱，并不干燥，脉来濡细少神。此由患者中阳不振，正气不能托邪，龙相之火飞越于上，是乃由阳转阴，由实转虚之危局。其舌赤如涂朱者，此所谓肾水凌心，逼其心阳外越之过。拟陶氏加减回阳急救汤，加龙牡潜阳之药，以冀弋获为幸。

红参（另炖服）6g，熟附片（先煎）6g，炙黑草3g，北五味子3g，麦冬9g，细生地15g，煅龙骨（先煎）15g，煅牡蛎（先煎）15g，肉桂5g，另六神丸（分2次吞）20粒，1剂。

6月23日二诊：前方服1剂后，神志有渐渐清醒之态，面部阳色渐退，亦不躁烦，四末厥逆渐温，舌色仍红，脉濡弱，病势有转机之象，然当不足持也。本原意再进一筹。

吉林人参（另炖）9g，熟附片（先煎）6g，炙黑草3g，麦冬9g，干地黄15g，煅磁石（先煎）24g，另用至宝丹（去蜡壳溶化服）1粒。冀速开其窍闭为幸，1剂。

6月24日三诊：前方服1剂后，厥逆已回，神志亦清，舌红，并不若前之涂朱之象。拟予以益胃阴之剂，以为此症善后之图。

西洋参（另炖）4.5g，小生地12g，麦冬9g，橘白6g，茯神12g，生谷芽15g，生熟甘草（各）3g，4剂。

上方服三数剂后，精神渐复，仍本原方出入，接服数剂以奏功。

案2 冯某，男，52岁，原为本省肥东县人，侨寓绩城南门外，以旅馆为业。

春间患感，留恋匝月，症情反复，至诊时，神昏气弱，四肢厥逆，舌质红而见干枯之象，脉来濡细少神，而时时作呃，大有厥哕并见之势矣。此由病久正虚，真阴大耗，未足以抗邪之过，拟予加减龙牡、复脉，参以开窍之至宝丹，以为手足厥阴之治疗方策。

吉林参（另炖）12g，干地黄12g，生白芍9g，麦冬12g，炙草3g，生牡蛎18g，阿胶珠4.5g，磁石（先煎）24g，真玳瑁（先煎）18g，鸡子黄（搅入）1枚，另局方至宝丹（溶化服）1粒。

上方连进2剂，厥逆之危局大见好转，神志亦清，乃于原方去至宝丹，嘱其再服2剂。

至三诊时，病家忽告以清晨微微怕寒，继则通体觉寒，然视其神志尚清，并不烦躁心慌，似欲作战汗之象。余其时初涉临床，经验未富，然处事甚细，此为病家所得以信赖者。乃嘱其安舒静卧，于前方去阿胶、鸡子黄、磁石、牡蛎、玳瑁，加入橘白6g，生谷芽30g，嘱其姑服1剂，并时时观察病情。

至当日下午，病者果见通体微微汗出，而颈项胸腹部尽透，次晨仍以前方出入，益其胃气，顾其气阴，渐次告瘳。

余至该地行医，温病战汗，此为初见，可见病至下焦，正气来复之际，亦有从战汗而解者。战汗非仅见于留恋气分之证也。

同道中有江若愚先生，早岁习医于孟河丁氏之门，行医之余，唯嗜读书，尤可贵在无市医习气，尝谓温邪病至下焦，而能处理得井井有条，斯为此中高手。余尝与讨论医学，得其奖掖良多，曾根据当时临证所得，抈出虚人患感救逆诸方如下。

（1）加减陶氏回阳急救方

红参4.5~9g，制附片（先煎）6~9g，炙草3~6g，北五味子3g，茯神12g，肉桂4g，麦冬9g，细生地9g，六神丸10粒冲服，重者可再加1次。

此方适用于温邪内陷，伤及真阴，而肾阳不振，无以托邪外出者。

（2）加味固表玉屏风散

参须4.5g，炙黄芪15g，生白术9g，防风6g，煅牡蛎（先煎）18g，麻黄根12g，北五味子3g，浮小麦30g。

此方用于表阳不固，以致自汗欲脱者，如神志不清，可于方内酌加六神丸10粒，甚则局方至宝丹1粒。

（3）通变叶氏加减复脉汤

吉林人参9g，炙甘草3g，真阿胶4.5g，干生地12g，麦冬10g，绵芪皮9g，北五味子3g，局方至宝丹（化服）1粒。

此方适用于温邪深入下焦，真阴耗伤，神昏气竭，并时时欲脱者。

（4）加减龙牡复脉汤

吉林人参12g，陈阿胶4.5g，鸡子黄（搅入）1枚，龙骨（先煎）15g，牡蛎（先煎）24g，真玳瑁（先煎）15g，生白芍9g，干地黄12g，炙草4.5g。

此方适用于邪入下焦，下吸真阴，真元内亏，致厥哕并至，脉见结代者。倘真阴虚极，可酌加生鳖甲15g，生龟甲24g。神志迷者，酌加局方至宝丹1粒。

上数方的运用，总的考虑邪正之盛衰，阴津阳气耗伤之对比，至于典型之闭证与脱证，则仲景以迄天士诸方俱在，可供临证之抉择。

绩溪义诊治验 [①]

案 1 胡某，男，2岁。

1968年7月24日初诊：感召暑湿之邪，发热、呕吐、腹泻四五日，气阴已伤，精神萎靡，身热不退，舌红乏津，苔白，拟予清暑透邪，淡渗分利，兼以顾护气阴。

处方：鲜佩兰9g，扁豆衣9g，银花炭12g，青蒿6g，生薏仁6g，北条参9g，野赤苓6g，白茅根15g，姜川连0.9g，橘白4.5g，煨葛根2.4g，糯稻根12g，六一散9g，荷叶包刺孔。

案 2 高某，女，53岁，T41.5℃。

1968年7月25日夜初诊：初起形寒、身热，泛呕便泻，继则壮热神昏，脉滑数，而舌绛少津。此暑邪由气及营，伤阴劫津，内扰神明之候。防其阴涸而有内风痉厥之变。拟予生津达邪，透营转气，条以清心开窍之品。

处方：细生地12g，黑玄参12g，金钗斛9g，天花粉9g，带心翘24g，济银花18g，生石膏（研细）30g，天竺黄4.5g，石菖蒲4.5g，广郁金4.5g，茅芦根（各）24g，另局方至宝丹（化服）1粒。

二诊：身热少杀，神志转清，脉亦渐见缓和，但犹然舌绛少苔，欠津

---

① 1968年夏，皖南水患，王乐匋教授奉命到绩溪县伏岭公社巡回义诊20余天。

泽。拟再予透营泄热，生津达邪。须防其邪热复炽。

处方：鲜生地30g，鲜石斛18g，玄参心12g，天花粉9g，肥知母9g，净连翘18g，银花18g，大青叶18g，板蓝根12g，川贝母4.5g，鲜活水芦根30g，鲜白茅根30g，煎汤代水。

案3 周某，男，7岁。

1968年7月26日初诊：麻疹后泻下红白积滞，一夜有数十次之多，里急后重。刻诊：脉来濡细带数，舌质红，上罩黑苔，形瘦色㿠，精神萎顿，面部微浮。此湿热滞着肠中，炼而为积，正气已虚，邪热留恋。颇虑正不胜邪，虚则善变。姑拟标本兼顾，未识当否？

处方：别直参（另炖）2.1g，北条参2.1g，银花炭12g，酒炒川连1.8g，北秦皮4.5g，煨广木香1.8g，白头翁根4.5g，炒赤白芍（各）0.6g，石菖蒲4.5g，鲜马齿苋30g，神曲6g，糯稻根须12g，田三七（研冲）0.9g，米炒荷蒂2枚。

二诊：神色略振，便渐转粪，但仍有红白积滞与之相挟，面部浮气退而未尽，舌中仍有黑苔，气阴大伤，邪留尚盛，仍须防生枝节。拟再标本兼顾。

处方：北秦皮4.5g，清炙白头翁6g，酒炒川连1.8g，土炒白芍4.5g，银花炭12g，煨广木香2.4g，炒贯众6g，炒槐米4.5g，滇三七（研冲）0.9g，米炒荷蒂2枚，鲜马齿苋30g，鲜稻穗12g，糯稻根须15g，吉林参（另炖）0.9g，石莲肉4.5g。

三诊：处方：吉林参（另炖）2.4g，北条参9g，金钗斛9g，橘白6g，云苓6g，生熟苡仁（各）6g，香连丸（包）2.4g，鲜稻穗12g，马齿苋12g，建莲肉9g。

案4 耿某，男，6岁，流行性乙型脑炎。

1968年7月26日初诊：身热两日不退，纳食即吐，口干烦躁，渴欲饮水，舌红乏津，脉细数。暑湿缠绵，阴分已伤，防其热甚而有风动之变。拟予清暑透邪，兼以顾护气阴。

处方：鲜佩兰9g，银花18g，青蒿脑9g，带心连翘9g，石菖蒲2.4g，姜川连0.9g，野赤苓6g，茅芦根（各）15g，钩藤（后下）9g，莲子芯1.2g，辰灯心1束，真琥珀（研冲）1.5g，碧玉散（包）1.2g。

二诊：身热甚炽，神昏搐搦，舌质红而脉滑数，暑邪深入手足厥阴，而为昏厥之候重焉之至。拟方以俟消息。

处方：羚羊尖（烊炖）0.9g，九节菖蒲6g，广郁金6g，陈胆星3g，生玳瑁（先煎）18g，带心连翘18g，生石膏（先煎）18g，真川贝4.5g，煨天麻4.5g，济银花18g，天竺黄4.5g，干地龙9g，钩藤（后下）9g。

三诊：搐搦渐定，但神志犹然时瞀，身热起伏未能清净，脉滑数，舌红少苔，略显索暗，暑邪内陷心营，牵及足厥阴，仍须防其搐搦发作。

处方：带心连翘18g，陈胆星3g，广郁金4.5g，银花24g，真川贝4.5g，大青叶12g，生玳瑁（先煎）24g，天竺黄4.5g，钩藤（后下）12g，煨天麻4.5g，九节菖蒲4.5g，细生地9g，川雅连1.2g，局方至宝丹（去囊壳溶化服）1粒。

四诊：仍按原方加减。万氏牛黄清心丸（化服）1粒。

五诊：处方：鲜生地18g，玄参12g，带心连翘18g，银花18g，大青叶18g，板蓝根18g，干地龙12g，钩藤（后下）9g，甘中黄2.4g，鲜芦茅根（各）30g，另牛黄抱龙丹（化服）1粒。

异病同治

异病同治

现在临床的意义，一病可分为许多个类型，病理的各不相同，虚便是所谓"同病异治"，但也有些病，成因各不同，但根据有相近者，故治疗方法也极相近。"同样"病机十九条对此作了概括，它只用十九个项目便概括种种疾病，遂又可呼它做"异病同法"吧。"同病异治"与"异病同法"实贯穿了中医治疗学的始终。本篇只就"异病同治"谈几个近年来对此的病例。

一、累验麻痹。

例一：

吴××，男，年63，住宝鸡固仙震到新。

1976年11月3日初诊：患者四年前右手三指麻，继则左手三上麻，举动不利，时、冬咳……不医治。舌尖绛而少华，曾在浙江住专牲医务现在编的讲义，一病可分为多个类型，处理时各不相同，这便是所谓的"同病异治"；但也有些病，成因虽不同，但机制颇有相近者，故治疗方法也就相近。《内经》病机十九条对此作了概括，它只用19个项目便概括各种疾病，这可叫作"异病同治"吧！"同病异治"与"异病同治"实贯穿了中医治疗学的始终。现就"异病同治"谈几个病例。

一、震颤麻痹

案1 吴某，男，53岁，住宁国仙霞利新。

1976年11月3日初诊：患者4年前右手足震颤，继则左手足亦颤，举动不利，时时头眩，脉濡滑，舌质淡而少华。曾在浙江临安治疗而效果不显，故改用中医治疗。此属气阴不足，致肝少濡养，阳升而化风，挟痰瘀阻于络隧，拟顾护气阴，息风涤痰，参以和络法。

归身15g，制半夏6g，竹节白附子4g，茯苓12g，潼白蒺藜（各）9g，磁石（先煎）30g，珍珠母（先煎）18g，炒枳实6g，炒甘杞子9g，陈胆星4g，鹿衔草9g，姜汁炒竹茹6g，钩藤12g（后入），制乳没（各）6g，4剂。

11月7日二诊：上方服后，头眩少减，但手足犹然作颤。拟从益肾柔肝，息风和络涤痰。上方加干地黄15g，全蝎（去头足）4.5g，改珍珠母为30g，10剂。

11月15日三诊：复诊手足作颤有所缓解，然不时仍颤。上方再加全蜈蚣1条，服20剂。

12月5日四诊：上方服后，震颤大见缓解，有时基本不作，脉濡舌淡，拟再益气阴，息风涤痰和络，从标本兼治，以巩固疗效。

大有芪18g，干地黄18g，归身15g，杜红花10g，制乳没（各）6g，制半夏6g，竹节白附子6g，陈胆星4g，炒枳实6g，炒竹茹6g，钩藤（后入）

15g，全蝎4g，蜈蚣1条（2味同研末盛胶囊分吞），50剂。

患者以汤剂终是不方便，服20剂后，改汤为丸，以巩固疗效。患者经商他乡，来信云药后震颤一直未作。

案 2 许某，男，45岁，住歙县东乡之溪头。

1974年10月3日初诊：患者两手震颤已有4年病史，发作时不能随意控制，于情绪激动时为甚，有时肌肉强直，致行动障碍，面部表情亦见呆滞，舌灰滑，边有紫气，脉弦劲。此风痰挟瘀阻络，法当息风涤痰，而和络道。

全当归10g，制半夏6g，陈胆星6g，鸡血藤30g，杜红花10g，橘红衣6g，生石决明（先煎）30g，煅磁石（先煎）30g，伸筋草10g，粉葛根20g，钩藤（后入）15g，全蜈蚣2条，15剂。

10月20日二诊：前方服后，症状有缓解之势，肌肉强直已能放松，惟震颤仍频作。前方加制乳没（各）6g，紫贝齿（先煎）18g，橘络10g，去橘红、伸筋草，15剂。

11月8日三诊：症状大有缓解，由于对此病渐渐有了信心，故情绪亦能自制，精神状态渐好。舌滑少苔，边上尚有紫气，然已渐退，脉细濡。前方证药既合，酌予顾护气阴之剂可矣。

炙黄芪20g，干地黄18g，归身12g，生白芍10g，鸡血藤30g，制乳没（各）6g，制半夏6g，陈胆星6g，竹节白附子6g，磁石（先煎）30g，紫贝齿（先煎）18g，生石决（先煎）20g，钩藤（后入）15g，全蜈蚣2条，20剂。

11月28日四诊：患者诸症已大得缓解，震颤已大体未作，前方加葛根20g，续服以巩固疗效，20～30剂。

二、小舞蹈病

案 张某，女，8岁，住本市五里井。

1988年9月28日初诊：患者经本院神经内科诊为风湿性小舞蹈病，是一种不规则的，无自主的运动，每发则挤眉弄眼，上肢各关节交替发生伸直屈曲等动作，初起在于一侧，继则蔓延至对侧，情绪不稳定，易致兴奋或失眠，舌红而舌质略显紫暗，脉弦细。良由肝失濡养，致内风挟痰阻络，拟息风涤痰，参以和络法。

制半夏6g，陈胆星4g，天竺黄6g，川贝母（研吞）6g，紫贝齿（先煎）18g，磁石（先煎）30g，青龙齿（先煎）18g，石菖蒲6g，川郁金（明矾2g打水拌）10g，炒枳实6g，炒竹茹6g，杜红花10g，夜交藤18g，生白芍10g，钩藤（后入）12g，7剂。

10月10日二诊：前方服7剂后，症状曾得缓解，日来挤眉弄眼又作，两上肢有不自主活动，甚者右下肢亦有转动，脉舌如前。良由气阴不足，致由风挟痰瘀阻络，本原意参入益气阴之剂治之。

连藤首乌18g，干地黄18g，法半夏6g，潼白蒺藜（各）10g，陈胆星4g，皖贝母10g，炒竹茹6g，炒枳实6g，煨天麻10g，磁石（先煎）30g，青龙齿（先煎）18g，紫贝齿（先煎）18g，川郁金（明矾2g打水拌）10g，钩藤（后入）12g，7剂。

10月17日三诊：前方服后，症状基本得到控制，前方加白干参（另炖）10g，接服14剂而巩固疗效。同时与之来诊者，尚有一杨姓男孩，病状与之相近，用方基本从上法出入。由于川贝价昂，患者尚有条件从部队由外地购来用药，药后亦见效果。

其时，电影正放映西游记，杨姓男孩病初其家属尚不以为意，以为其挤眉弄眼动作系模仿电影神猴之动作，后来渐渐发现并不正常，经本院神经内科诊为小舞蹈病。

三、癫痫

案 毛某，男，14岁，住绩溪县之水沟村。

1953年5月6日初诊：患者痫厥发常不及备，过则如常人，每发则头晕呵欠，继则倒地搐搦，口吐涎沫，逾时而甦，无遗传史，惟幼时倾跌则在所难免，姑从内风挟痰论治。

竹沥半夏6g，陈胆星4g，白蒺藜10g，天竺黄6g，石菖蒲6g，煨天麻6g，川贝4.5g，姜汁炒竹茹10g，炒枳实6g，生玳瑁（先煎）18g，磁石（先煎）30g，钩藤（后入）15g，7剂。

5月13日二诊：药后颇见效机，前此则一周内必发，此次则未发，惟头晕偶有。前方去生玳瑁，改紫贝齿（先煎）18g，生石决（先煎）30g，14剂。

5月27日三诊：痫厥月来仅发过一次，信乎前方之见效也，本原意而参以益气阴之药。

太子参15g，干地黄15g，夜交藤18g，潼白蒺藜（各）10g，竹沥夏6g，陈胆星4g，竹节白附子4g，煨天麻10g，川贝母10g，川郁金（明矾2g打水拌）10g，石菖蒲6g，炒枳实6g，姜竹茹10g，磁石（先煎）30g，青龙齿（先煎）18g，钩藤（后入）15g，30剂。

患者服30剂后，癫痫基本不发，乃改汤为丸，以巩固疗效。患者服该药后，即未复发，这还是20世纪50年代看的病，现该同志任该县中学数学教师有年。

按：从如上几则病例，发病的原因不同，然按中医理论分析，病机皆为肝少濡养，内风挟痰瘀阻络，故均用益气阴、息内风以及涤痰和络之法取效，只是根据其虚实进退，而相机选药而已。这可以说是"异病同治"的例子。

寒温并用①

寒温并用

以凉药与热药并用，前人经验颇多。伤寒上以寒凉药中少加热药，或于温热药中少加寒药，即所谓"反佐"之法者属之。本人体会到不论是时病或杂病，凡本虚标实或寒热相错者，在一定情况下，可参寒热温并用之法。今举二例。

章×人，男，46岁，1973年7月16日来诊。患者平素患痢疾，时发大便经常溏薄，有时兼便挟粘垢，或紫色血便，登厕时腹部隐痛，肛门坠胀而不爽，脉细细，苔薄腻而质黄。此显新旧肠中，延为"休息痢。"大而脾虚失运，以致邪情充不升，张石顽有连理汤一方，率以理中加黄连，苦辛而成，颇适用于此种脾虚与湿热并见之证。姑仿其意。

15×20＝300　　　110402.723　　　第　　页

① 本文内容原刊载《安医学报》(现更名《安徽医科大学学报》)1976年04期《医案医话》栏目。

以凉药与热药并用，前人治验颇多，临床上以寒队药中少加热药，或于热队药中少加寒药，即所谓"反佐"之法均属之。本人体会到不论是时病或杂病，凡本虚标实或寒热相杂者，在一定情况下，可考虑寒温并用之法。今举2例。

案1 章某，男，46岁，1973年7月16日来诊。

患者年前患细菌性痢疾，嗣后大便经常溏薄，有时粪便挟黏垢，或紫色血便，登厕时腹部隐痛，肛门坠胀不爽，脉弦细，苔薄腻而淡黄。此湿热郁阻肠中，延为"休息痢"，久而脾虚失运，以致清气不升。张石顽有连理汤一方，系以理中加黄连、茯苓而成，颇适用于此种脾虚与湿热并见之证。姑仿其意。

酒炒川连3g，淡干姜2.4g，焦白术6g，土炒白芍9g，炙甘草3g，煨广木香4.5g，炒防风4.5g，银花炭12g，炒荆芥4.5g，陈莱菔英12g，米炒荷蒂4枚，4剂。

服后大便渐趋正常，黏垢减少，仍从原方出入，约20余剂，大便正常后，改汤为丸，以巩固疗效。

案2 程某，男，6岁。

1969年7月20日初诊：患儿平素体质虚弱，营养不良，大便常溏薄，此案开始时高热烦躁，继则热恋不退，精神疲乏，神志时明时昧，四肢清冷，大便溏泻，躯干部有血点，色淡不荣，唇燥口干，舌红少苔，脉来虚数。此邪热逼入营分，而中阳素虚，以致邪气欲达不达，颇虑正气不支而有内闭外脱之变。因思舒驰远有石膏与附子同用之法，虽未必尽合于本证，然寒温并用，为本证所当采取。遂拟：

生晒参（另炖）3g，熟附片（先煎）3g，水牛角（锉，文火煎）15g，细生地9g，石菖蒲4.5g，川贝4.5g，大青叶18g，银花12g，板蓝根18g，局方至宝丹（去腊壳溶化服）1粒，1剂。

二诊：药后神志渐清，寝时仍有呓语，余症如前，原方加辰灯芯1束，1剂。

三诊：服后神志已清，热渐退而未尽，原方去灯芯、至宝丹，加炒白术4.5g，扁豆衣9g，米炒荷叶12g，2剂。

四诊：服后神色渐振，热亦渐退，近日溏泻已不作，法当清透气分之邪热，参以顾护气阴之剂。

孩儿参9g，北条参9g，连翘9g，银花9g，鲜佩兰12g，扁豆衣4.5g，生谷芽12g，碧玉散（荷叶包，刺孔）9g，2剂。

药后热退神清，泻不作，乃以沙参麦冬汤合参苓白术散出入为方，作善后调理。

眩晕证治

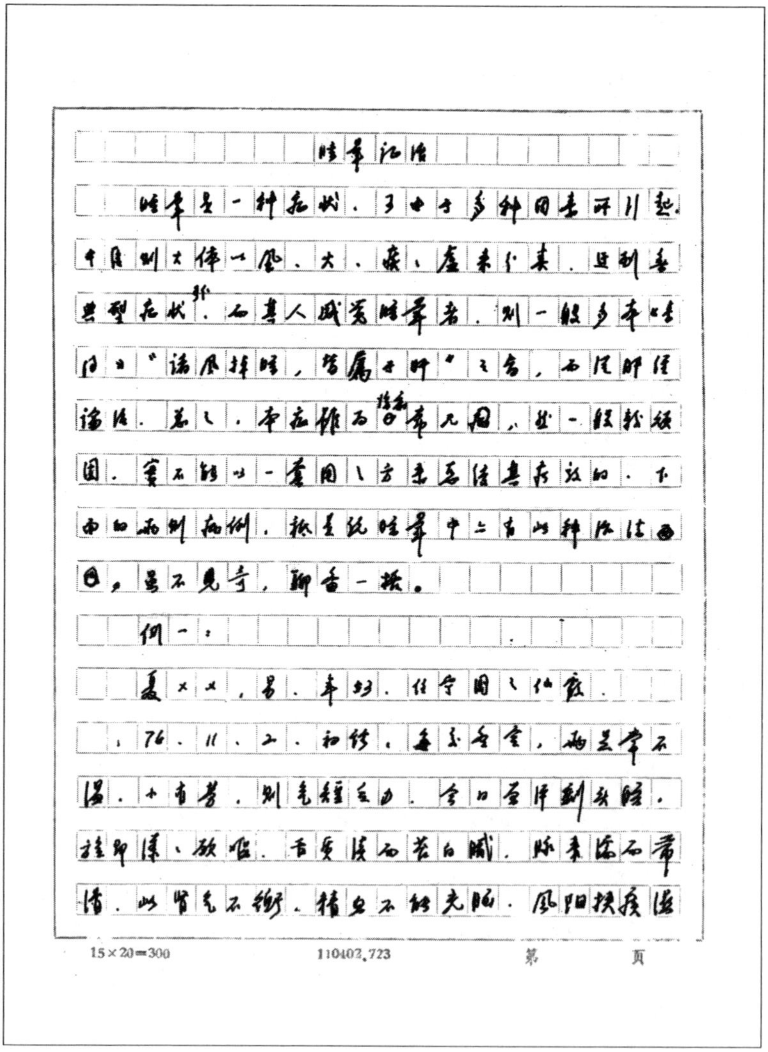

　　眩晕是一种症状，可由于多种因素所引起，中医则大体以风、火、痰、虚来分类，遇到无典型症状可分，而其人感觉眩晕者，则一般多本《素问》"诸风掉眩，皆属于肝"之旨，而从肝经论治。总之，本症虽为临床常见，然一般较顽固，实不能以一套用之方来总结其疗效，下面两则病例，虽不见奇，聊备一格。

　　案 1 夏某，男，53岁，住宁国之仙霞。

　　1976年11月2日初诊：每交冬令，两足常不温，小有劳，则气短乏力，今日曾片刻头眩，旋即漾漾欲呕，舌质淡而苔白腻，脉来濡而带滑，此肾气不衡，精血不能充脑，风阳挟痰湿上干阳位，拟照顾肾气，参以息风涤痰。

　　淡苁蓉9g，仙茅9g，巴戟天9g，法半夏6g，橘红6g，茯苓9g，磁石（先煎）30g，怀牛膝（盐水炒）12g，6剂。

　　11月6日二诊：前方服后，头眩之状渐定，晨起偶仍漾漾欲呕，拟再益之阴阳并补，参以息风涤痰之药。

　　制黄精18g，淫羊藿9g，潼沙苑9g，巴戟天9g，淡苁蓉9g，炒甘枸杞9g，磁石（先煎）30g，茯神9g，橘红6g，法半夏6g，生代赭（先煎）18g，怀牛膝（炒）12g，钩藤（后入）12g，6剂。

　　11月12日三诊：眩晕之状显减，亦不作呕，然往常之眩晕亦是发作性，然乏力气短则是惯常，拟以阴阳并补，并以丸剂以为缓图。

　　大熟地120g，怀山药120g，巴戟天90g，淡苁蓉90g，熟女贞90g，磁石180g，甘杞子90g，茯苓90g，怀牛膝（盐水炒）120g，泽泻90g，鼠睾丸（焙干）1对，兔脑（焙干）1具，蛤蚧（磨去鳞，去头）1对。

　　上药共为极细末，炼蜜为丸，如梧桐子大，外滚薄青黛一层，每服10g，日2服，淡盐汤空腹下。上丸服后，虚弱之状已大有好转，眩晕未作，患者对治疗此病已充满信心，再将原方丸剂续配一料以巩固。

案 2 李某，男，66岁，宁国云梯医院。

1978年11月2日初诊：观物有飞蚊感，时觉头脑轰鸣，而面泛阳色（血压160/90毫米汞柱），脉弦舌红。此肾阴失坚，不能涵养肝木，以致阳气化风上越，法当柔肝潜阳。

生熟地（各）18g，潼沙苑9g，生白芍9g，熟女贞9g，旱莲草18g，谷精草9g，青葙子9g，石决明（先煎）30g，磁石（先煎）30g，茯神12g，滁菊9g，煨天麻9g，荷叶络12g，钩藤（后入）12g，4剂。

11月6日二诊：头脑轰鸣，已有缓解，原方续进4剂。

11月10日三诊：头脑轰鸣，十平三四，时有如蒙如晕之感，面泛阳色，观物有飞蚊之象，脉弦劲，舌红少苔。再本原意以息风阳，参以宁神涤痰之剂。

生熟地（各）18g，潼沙苑9g，生白芍9g，川贝母6g，磁石（先煎）30g，珍珠母（先煎）30g，煨天麻9g，滁菊9g，谷精草9g，青葙子9g，钩藤（后入）12g，8剂。

11月23日四诊：脑鸣减而尚作，仍有如晕如蒙之感，面部尚泛阳色，舌红少苔，脉濡动。叠进育阴潜阳，涤痰开蒙，虽见小效，风阳未息，盖在上之阳气日浮，在下之阳气必然日乏，是以风阳动而未息也。拟于前法大剂育阴，少佐温药以导阳气下行。

炙龟甲24g，干地黄24g，潼白蒺藜（各）9g，生白芍9g，法半夏4.5g，熟女贞9g，滁菊9g，怀天麻9g，川贝母6g，茯神12g，谷精草9g，青葙子9g，钩藤（后入）15g，肉桂（研末饭丸吞）1.5g，8剂。

上药服8剂后，晕眩之状大见缓解，乃于前方再接服10剂，并改汤为丸，以巩固治效。

按：患者系一乡村医生，于研制丸散颇有经验，就诊时年已六十又六，今则已过八旬大年，依然以技术服务于农村。余去年诊治该地患者，得其研制丸散帮助良多。自述多年来病发尚少，可见禀质与恬愉均足为长寿之道。

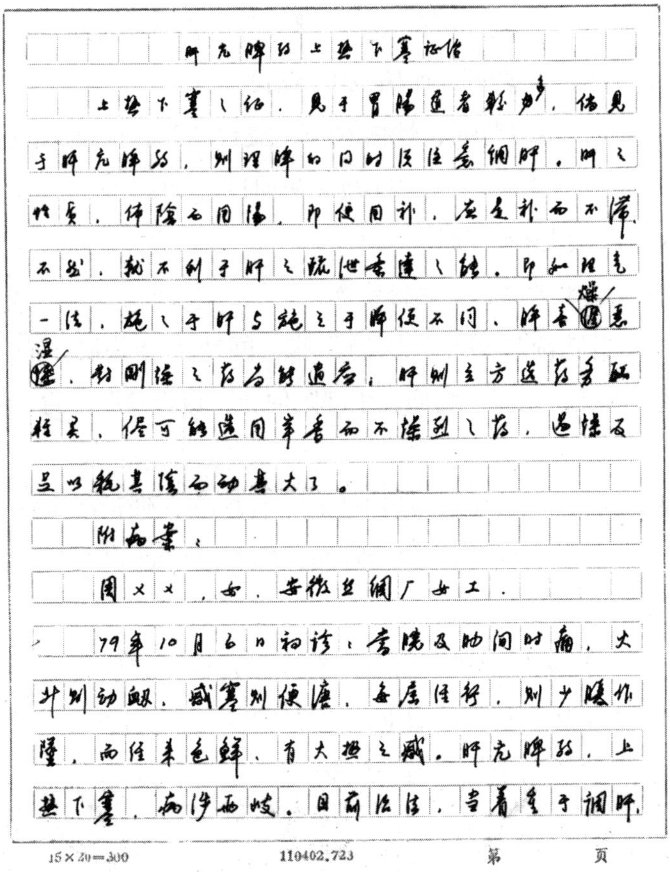

肝亢脾弱上热下寒证治

上热下寒之证，见于胃肠道者较多，倘见于肝亢脾弱，则理脾的同时须注意调肝。肝之性质，体阴而用阳，即便用补，应是补而不滞，不然，就不利于肝之疏泄条达之能。即如理气一法，施之于肝与施之于脾便不同，脾喜燥恶湿，对刚燥之药尚能适应；肝则立方选药务从轻灵，尽可能选用辛香而不燥烈之药，过燥反足以耗其阴而动其火了。

案 周某，女，安徽丝绸厂女工。

1979年10月6日初诊：当脘及胁间时痛，火升则动衄，感寒则便溏，每届经行，则少腹作坠，而经来色鲜，有火热之感。肝亢脾弱，上热下寒，病涉两歧。目前治法，当着重于调肝，所谓犯中当治肝也。

柴胡6g，白蒺藜9g，生白芍9g，炒白术6g，益智仁3g，广郁金6g，炒香白薇4.5g，磁石（先煎）30g，紫丹参12g，茯神12g，煨川楝子4.5g，炒延胡索6g，橘叶6g，合欢皮9g，7剂。

按：患者时有低热，此次系因低热而就诊。

10月13日二诊：当脘渐见舒和，偶仍作胀，间或火升头眩，尚有低热。肝郁不达，气火内扰，犯胃则脘痛，累脾则便溏，拟再疏肝和胃，参以理脾。

柴胡6g，白蒺藜9g，广郁金6g，炒白芍9g，甘松6g，炒延胡索6g，煨川楝子4.5g，合欢皮9g，沉香曲4.5g，茯神12g，佛手柑4.5g，磁石（先煎）30g，玫瑰花3g，生谷芽12g，7剂。

10月20日三诊：药后渐见效机，有时尚有齿衄，近日脘痛便溏大体未作，自述每届经期，则上述症状相继增重，前方证药相安，仍步原意出入。前方去甘松、沉香曲，加生白术6g、益智仁3g。

10月27日四诊：此次经行，犹然量多，然脘胁痛则已显减，大便未见泄泻，夜寐不酣。肝之病理，肝阴肝血常不足，肝气肝阳常有余。此证之治疗，当于此处求之。

夜交藤12g，生白芍9g，白蒺藜9g，煨川楝子4.5g，广郁金6g，龙齿（先煎）15g，磁石（先煎）30g，茯神12g，合欢皮9g，沉香曲4.5g，炒延胡索6g，益智仁4.5g，生谷芽12g，橘叶6g，7剂。

11月3日五诊：肝为刚脏，体阴而用阳，郁而不达，则气逆动火，以致衄血时作，经来量多，而于经净之后，则脘恶寒而喜温，大便溏薄。前方以调肝为重点，盖泄肝气，而脾亦得安，药后诸证显减，本原意出入为之可矣。前方去橘叶、广郁金，加苏噜子9g，无花果9g，7剂。

11月17日六诊：患者自述服药以来，低热显减，已不若前此之小有劳即烘热矣。当脘偶仍作痛，大便则未见溏泻，夜寐欠酣，经事将临，姑予柔肝和胃，养血宁神，以冀经期能一挫其势。

夜交藤12g，怀山药18g，生白芍9g，炒延胡索6g，炙草6g，龙齿（先煎）15g，紫贝齿（先煎）12g，煨川楝子4.5g，茯神12g，无花果9g，白蒺藜9g，生谷芽12g，沉香曲4.5g，7剂。

11月24日七诊：此次经行，量已不若前此之多，而所伴随之症状，亦已显减，肌热已大体不作，拟再柔肝宁神，而参以理气和胃之剂。原方去紫贝齿，加五味子3g，磁石（先煎）30g，净枣仁12g，焦白术6g，7剂。

以后则大体从前数法出入巩固。

按：月经不调，务在要有平时调养，经期再调其经，则疗效较为理想。特别是经来量多之病。患者系一女工，平时忙于生产，经前又不可能来此就诊，虽拟用两套措施，而经期的另一法终未得使用。而亦渐见效机，于此可见平时调治之重要。

又上热下寒之证，前人如黄连汤、连理汤之运用，其着眼点在脾胃。本证乃肝病累及脾胃，用药亦当寒温并用内容，以其着力在调肝，故立方选药，又须适应肝病之特点。

癫狂治验

癫狂治验

　　癫狂一症，《难经》有"重阳则癫，重阳
则狂"之文，后世析而腐之，于是又有文癫、
武癫之说。治法，大率不外豁痰、降火、镇心
以及攻虫、逐瘀等之。笔者曾治此类病多例。
凡谷病急牵，表现痰火内蒙、言语妄乱、如
狂及时于以豁痰降火，并配合护理，不使暴外
出乱箪，则不难制。在志阴得星致，作痛挂丧，
多次不妻，平时意识尚清而思绪纷乱紊障碍，即
所谓"文癫"一类，则收方珠难易之。偶有归
属虑笔，拔《全匮》"见于阴者，以阳救之"
之论，麦通石以作之，亦有得效的千则例子。
又，前人又有吐之一法，笔者少时来尝见前辈
医生使用。惟自身为重此种法牵经验，以所述
病牵，似无一适用甬吐法。总之，立辩初的基

15×20=300　　　　110g03.773　　　第　　页

癫狂一症，《难经》有"重阴则癫，重阳则狂"之文，后世推而广之，于是又有文痴、武痴之说。治法大率不外涤痰、降火、镇心以及养血、祛瘀等。

余曾治此类病多例，凡发病仓促，表现为痰火内蒙灵窍诸实证，如能及时予以涤痰降火，并配合护理，不使其外出乱窜，则不数剂，亦当能得显效。惟病程长，多次反复，平时意识尚清而思维终觉障碍，即所谓"文痴"一类，则治疗殊非易事。偶有证属虚寒，按《金匮要略》"见于阴者，以阳法救之"之论，变通而处治之，亦有得效的个别例子。

又，前人又有吐之一法，余少时亦常见前辈医生使用，惟自身尚无此种治疗经验，以所遇病证，似无一适用吐法。

总之，在辨病的基础上结合辨证，为本人所常用之法，其于癫狂的治疗，亦多本此。

案 1 徐某，男，24岁，住本省寿县之廖圩。

1965年3月4日初诊：患者因恋爱失意，遂致举止若狂，动作行为，倏然非昔，甚者坐卧湿地，不知所措，脉弦滑有力，苔淡黄且腻。情怀抑郁，五志之火挟痰浊内蒙清窍，以至灵机堵塞，神明无主。亟予清神涤痰，以安神明，并嘱病家着意护理，不使外出乱窜，苟能痰清火降，则神志转清，亦当有望。

制半夏6g，天竺黄4.5g，陈胆星3g，青龙齿12g，川郁金6g，石菖蒲4.5g，辰茯神9g，煅磁石15g，炒竹茹9g，炒枳实4.5g，龙胆草3g，炙远志3g，礞石滚痰丸（包煎）15g（后因礞石滚痰丸缺药，乃改用生锦纹9g），2剂。

3月6日二诊：神志已清，语亦不乱，惟胸闷不快，苔薄腻，脉弦滑，面赤火升，犹未潜降，症情已有转机，痰火犹未楚也。再予宁神涤痰，以退为进可也。

制半夏6g，炒竹茹9g，炙远志3g，石菖蒲4.5g，川郁金6g，炒枳实

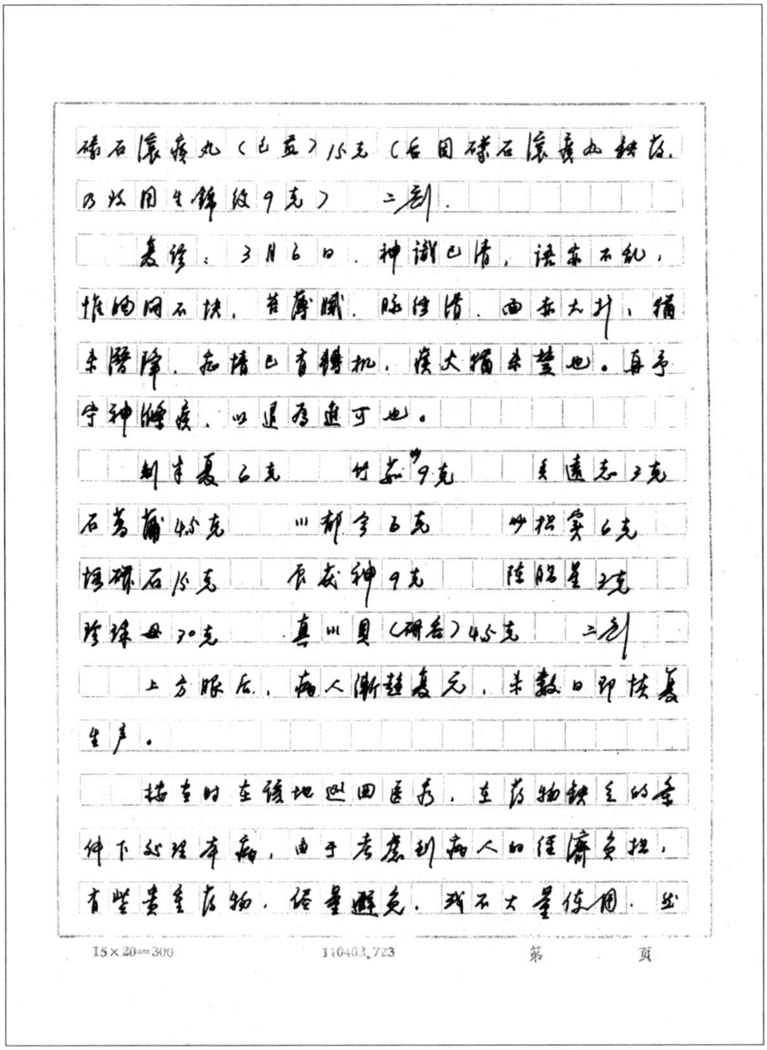
礞石滚痰丸（包煎）15克（因礞石滚痰丸缺药，乃以用生铁落9克） 二剂。

复诊：3月6日，神识已清，语言不乱，惟胸闷不快，苔薄腻，脉弦滑，面色大好，犹未潜降，病情已有转机，痰火犹未楚也。再予宁神化痰，以退为进可也。

制半夏6克　竹茹9克　炙远志3克

石菖蒲4.5克　川郁金6克　炒枳实6克

煅磁石15克　辰茯神9克　陈胆星3克

珍珠母30克　真川贝（研吞）4.5克　二剂

上方服后，病人渐趋复元，未数日即恢复生产。

按当时在该地巡回医疗，在药物缺乏的条件下处理本病，由于考虑到病人的经济负担，有些贵重药物，尽量避免，或不大量使用，然

15×20=300　110403.723　第　页

6g，煅磁石15g，辰茯神9g，陈胆星3g，珍珠母30g，真川贝（研吞）4.5g，2剂。

上方服后，患者渐趋复元，未数日即恢复工作。

按：当时在该地巡回医疗，在药物缺乏的条件下处理本病，又要考虑到患者的经济负担，有些贵重药物，尽量避免，或不大量使用，然而却也收到

了效果。此病本人诊治颇有多例，相信中医中药确能诊治癫狂一症。

案 2 章某，男，45岁，本省绩溪华阳镇。

1952年3月18日初诊：患者精神失常有年，行动懒散，表情淡漠，蓬头垢面，或席地而坐，或卧于肮脏之处而不顾，有时亦颇有"洁癖"，例如，饮料用水，必晨起于无人处新汲之，始觉所饮方为洁净，过去曾服过涤痰开窍诸药而效果不显，诊脉濡细无力，舌质淡而少华。此脾胃之阳不振，浊痰阻于机窍，遂致灵机为蒙。《金匮要略》有"见于阴者，以阳法救之"之文，虽为论述他种病证，其理固有相通者，如本其意，拟予温运脾肾之阳，参以涤痰开蒙之法。

熟附片（先煎）9g，淡干姜9g，生白术6g，紫丹参15g，磁石（先煎）30g，九节菖蒲4.5g，琥珀（研末分冲）2g，川郁金6g，炒枳实4.5g，茯苓9g，紫猺桂（研冲）2g，2剂。

3月20日二诊：药后症状无甚改变，但亦无狂躁等他种反应，于是以原方加紫贝齿9g，嘱连服15剂。

4月7日三诊：患者行动渐见活跃，不若前此之懒散，言语对答，渐有伦次，偶尚有不知所云之答语。前方加鹿角霜9g，白芥子3g，连服至1个月，行动言语基本上趋于正常状态，于是改汤为丸，嘱连服以巩固疗效。

按：患者因限于经济条件，以后的丸药没有坚持服用，良好状态维持1年有余，又转而为时好时发，发则用前药以缓解，故前此之治疗只能说是初见效机。综其原因，可能有如下几个方面。

（1）其病本身顽固难治。

（2）病趋慢性，最好能坚持服药，反复治疗，然而患者限于经济条件，丸药巩固，恐亦未能做到。

（3）治疗方法或未有尽善，例如，是否能加一些化瘀之品，剂量是否得当等，这些问题，都有待于进一步探讨。

慢性前列腺炎诊治一得

慢性前列腺炎诊治一得

　　慢性前列腺炎，其典型症状为会阴、膀胱、精索、睾丸部以不适感，常可伴有腰痛、轻度尿频、尿后点滴不余、尿道口有稀黏痛，分泌物溢出，而前列腺液检查有脓细胞。严重者性器亦减。也有的病人无明显自觉症状，仅以尿材检查有前列腺肿瘤，或前列腺液中观轻多的白细胞。

　　在祖国医学里，本病可归于"淋病"范畴。其发病部机为湿热下注，厥阴经脉以而瘀阻，至慢性阶段，多为肾虚而挟有湿热瘀痹为患。

　　笔者常以自制、"新订草薢分清饮"用于临床。方为：

　　　萆薢 12克　　赤猪苓各 10克　　滑石 12克
　　生甘精 4克　　炒川黄柏 10克　　王石西行 10克

慢性前列腺炎，其典型症状为会阴、腹股沟、精索、睾丸部的不适感，并可伴有腰痛、轻度尿频、尿后点滴不尽、尿道口灼热刺痛、分泌物渗出，而前列腺液检查有脓细胞，严重者性欲退减。也有的患者无明显自觉症状，但泌尿科检查有前列腺肿胀，或前列腺液出现较多的白细胞。

本病可归于中医"淋证"范畴，其发病邪机为湿热下注，厥阴经脉从而瘀阻。至慢性阶段，多为肾虚而挟有湿热痰瘀为患。余常以自制之"新订萆薢分清饮"用于临床，方如下：

粉萆薢12g，赤猪苓（各）10g，滑石12g，生甘梢4g，炒川黄柏10g，王不留行10g，炙山甲片10g，土牛膝12g，白茅根30g，梗通草4g，京赤芍10g，作煎剂内服。

加减法：瘀滞甚者，酌加西血珀（研末，饭丸吞）4~6g，或田三七4~6g；痛引精索者，酌加炒橘核15g，台乌药6g；肾阴虚者，酌加干地黄12~18g，沙苑子10g，女贞子10g。肾阳虚而致阳痿者，去黄柏、茅根，加熟附片6~10g，巴戟天10g，肉桂1g。前列腺镜检有脓细胞者，酌加败酱草10g，猫爪草15g。

又，红血藤一药，又名大血藤，为现时用于阑尾炎之常用药。《本草》言本品有"健腰膝，壮阳事"之功，用于慢性前列腺炎，每用30~60g，视其肾虚瘀滞之程度，配合前方，疗效更佳。

案 吴某，男，26岁，住寿县。

会阴部不适，痛引精索，舌红少苔，脉弦细。经西医诊查前列腺液涂片镜检白细胞增加，卵磷脂小体减少。

处方：干地黄18g，粉萆薢12g，赤猪苓（各）12g，梗通草4g，炒川黄柏10g，土牛膝12g，炒橘核15g，王不留行10g，炙山甲片10g，白茅根20g，鸡血藤30g，西血珀（研末，饭丸吞）6g，水煎服。

服7剂而症状明显减轻，尿检白细胞消失，本原意出入为方，至2个月而基本告痊。

按：中医学之于淋证，虽有湿热以及气、血、膏淋、石淋、劳淋之分，用药力主辨证施治，然就个人体会，通瘀一法，实为本病至不可少。尝见有单用一味土牛膝或大血藤，亦能得以奏效者，故本人治慢性前列腺炎，在辨证的基础上，必加通瘀以及化痰、软坚诸药于其中，以顿挫病势，往往取得良好效果。否则，辨证虽明，而不考虑选具有针对性的药物，则迁延时日，还是治不好这种慢性疾患。

前辈医家，对于流传于民间的单方草药，并不鄙薄，清代名医王孟英便有《潜斋简效良方》之辑，其《归砚录》，论医而外，也论及不少简易良方。

至于方与药之间的关系，余觉得徐洄溪《方药离合论》中便说得好，他拿书法来与方药相比，说"譬之作书之法，用笔已工，而配合颠倒；与夫字形俱备，而点画不成者，皆不得谓之能书"。故他认为按病用药，药虽切中而立方无法，谓之有药无方；或守一方以治病，方虽良善，但与病并不切合，谓之有方无药。

徐氏这段比喻，余过去常用来同入门初学者讲。但方药毕竟应以实效为归，用书法来作比喻是可以的，但不能在任何情况下都将其等同起来。

小儿麻疹治验

小儿麻疹治验

　　小儿麻疹，除了预防与护理而外，主药物治疗上，我觉得近代恽铁樵先生提出的"因势利导，""拨乱反正"这八个字最为扼要。例如，病之初期，疹疹欲透未透，人体抗病的趋势向外，此时用药物助其透发，名为"因势利导；"如果由于某种羁困，使邪郁不能达表，反而反内陷，出现了种种逆候，这时设法使病邪迅速达表，以扭转内陷状况；这种挽逆之法，便是"拨乱反正"了。

　　麻疹一证，信有"来如水，去如风"之象，故初期但恐其不透，药物宜峰透表而外，视情况还可外围重洗，目的在使疹子外透，以疹邪毒；后期就怕真金整留恋，而此时患者毛窍已张，稍又顶候毛闭，速宣解，以善其后。然麻小儿麻疹，除了预防与护理以外，在药物治疗上，余觉得近代恽铁樵先生提出的"因势利导""拨乱反正"这八个字最为扼要。

例如，病之初期，皮疹欲透未透，人体抗病的趋势向外，此时用药物助其透发，是为"因势利导"；如果由于某种原因使邪机不能达表，而反内陷，出现了种种逆候，这时设法使病邪迅速达表，以改变内陷状况，这种救逆之法，便是"拨乱反正"了。

麻疹一症，俗有"来如水，去如火"之谚，故初期唯恐其不透，药物宣肺达表而外，视情况还可外用熏洗，目的在使疹子外透，以解邪热；后期就恐其余热留恋，而此时患者气阴已伤，故又须顾气阴，透余邪，以善其后。观麻疹治疗的全过程，都围绕着一"透"字，只是时机不同，具体手法不一样。

以上是麻疹的一般处理，也就是说，是顺证的常规处理。如果是逆证，那就应该打破常规，变通用药了。例如说，应该温阳的就温阳，应该攻下的就攻下，不能以一个通套方子来应付各种变局。其实，原则上仍不外是辨证施治。

至于视麻疹是否透足，必须视其尻骨与臀部。尻骨为至阴之地，臀部的肌肉丰满，此处一到，他处无有不到者。过去有的医生，把"足"字同"脚"字看成一个意思，看到脚上见点，即相安无事，疏于护理，这是非常误事的。麻疹顺证一般辨识不难，应该密切注意的便是逆证的出现，下列情况可归属于逆证。

（1）见点不透，或一出即隐，或疹色淡而不红，或焮红赤肿，或紫赤滞暗。

（2）患者表现为面白唇青，即面部无疹点，疹点在背部或腋下，身体的下部疹子亦不透，所谓"白面痧"；或者是疹点只在面部，密密麻麻，而周身则无疹子，所谓"豪头麻"。

（3）患者表现气急鼻煽，或高热烦躁，甚则神志昏迷，或伴有大便溏泻等症状。

（4）疹后发热不退，或牙龈肿腐，或音哑，或咳嗽不愈，或耳痛流脓等。

上述逆证的形成，大概有如下几方面的因素。

（1）人体正气虚弱，不足以抗御病邪。

（2）伴有并发症，过去所谓麻疹挟风温时毒等。现时看法，如肺炎、脑炎、喉炎、口腔炎、中耳炎、肺结核以及腹泻等均属之。

此外，治疗不当，例如，应透表时未透表，没有"因势利导"，甚至采用其他与病势相反的办法，如妄用攻泻、妄用壅补等，也都可以导致逆证的发生。

关于麻疹的诊断，还有一段中医文献值得在这里一引，元·滑伯仁在《麻疹新书》中提到，麻疹，疹时有"舌上白珠累累如栗，甚则上腭、牙龈，满口便生"。我们试以西医学所说的麻疹科氏斑来对照，则滑氏当时所说即科氏斑的典型描写，然科氏为西欧19世纪末人，滑氏则为元末明初人，亦即14世纪人。

据此，可知对于麻疹具诊断意义的一特殊体征的发现，我国早于国外达5个世纪，但清以来一直未被人们注意，过去封建社会学术上的故步自封亦可见一斑了。

案1 张某，男，4岁。

1960年春间患麻疹，初诊时发热咳嗽已有5天，皮疹出而即没，额际少数疹点，色淡不荣，精神困倦，四肢不温，口渴溲短，大便溏泻，两手纹色略显青紫，舌质红，上罩腻苔。此属风温兼滞，因泄泻无度，致脾肾之阳受损，不能载邪外出之象。拟鼓舞脾肾之阳，兼以透疹之药，并配合外治法，是邪实迅速从外而达。

煨葛根4.5g，焦白术4.5g，熟附片（先煎）3g，炮姜炭2g，赤苓9g，炙黑草2.4g，炒扁豆衣12g，六神曲6g，炒车前6g，米炒荷蒂2枚，水煎服1剂。外用芫荽一握，煎汤，擦面部及躯干四肢。

二诊：面部及颈项、胸前均见疹点，色亦鲜活，大便次数减少，舌质红，上罩之腻苔黄白相兼，是邪势已得外达，病机由阴转阳的佳兆，但大便犹然不实，精神尚觉萎靡，仍需防其邪陷。对于这类虚实相兼之病，前人即不避寒温并用之法，例如舒驰远即曾以附子与石膏同用，若与寻常看法衡量，势必认为其杂乱无章，其实这是从病的实际出发。今以术附配银翘，一以逐邪，一以扶脾肾之阳气。

煨葛根4.5g，焦白术3g，熟附片（先煎）2.4g，炒扁豆衣12g，赤茯苓9g，炙黑草2.4g，桔梗3g，连翘9g，银花炭9g，枳实炭9g，炒车前6g，米炒荷叶12g，水煎服1剂。

躯干四肢仍用芫荽煎汤外擦。

三诊：面部、躯干皮疹尽透，四肢亦已见点，发热口渴，咳嗽痰稠，泄泻基本不作，舌质红，苔腻黄，邪势已得外达，而肺胃之热甚炽，拟再清化肺胃之邪热，参以豁痰镇咳之剂。

冬桑叶9g，连翘12g，银花12g，前胡4.5g，干苇茎18g，象贝母9g，桔梗3g，生粉草3g，熟牛蒡6g，清炙枇杷叶12g，水煎服2剂。

四诊：出齐之皮疹渐次打回，但身热退而未尽，咳嗽未辍。原方之银翘各改9g，加瓜蒌皮9g，生谷芽12g，去冬桑叶，接服2剂。

上方服2剂后，身热已退，咳亦减轻，嘱其取白茅根30g煎服，同时吃生荸荠，以甘寒益胃，并清化未尽之痰热，以后即停药。

案2 陈某，男，6岁。

1967年春患麻疹，身热甚炽，面部通红如赭，皮疹密密麻麻，但见点二三日，仍局限于面部，不能下达躯干四肢，同时烦躁昏沉，咳嗽气急，鼻翼煽动，舌质红，尖有红刺，苔黄而腻，两手纹色青紫，已达气关，曾用过中药紫草、西河柳，及西药抗生素，势仍不减。此风温时毒，蕴熏肺胃，挟肝胆之火上腾，势防逆传，而为昏陷之变。

生石膏（打，先煎）24g，薄荷4.5g，紫草9g，大青叶18g，带心连翘12g，川象贝（各）9g，银花15g，干苇茎18g，辰灯芯1束，海浮石9g，水煎服1剂。另六神丸20粒，分2次用温开水送服，4小时1次。

二诊：前方服后，身热退而尚炽，神志已清，胸腹及背部均见皮疹，然就咳嗽痰稠，气急鼻煽，纹色与舌象大体如前，蕴蒸于肺胃之邪热，一时未得清彻，拟再清温达邪，而化肺胃之痰热。

冬桑叶9g，薄荷3g，连翘9g，冬瓜子18g，炙马兜铃4.5g，瓜蒌壳9g，桔梗3g，熟牛蒡9g，前胡4.5g，银花12g，黛蛤散（包）12g，鲜茅芦根（各）30g，清炙枇杷叶12g，水煎服2剂。

三诊：身热渐退，此时四肢亦有疹点，渐有打回之势，咳嗽渐轻，不甚气急，痰尚稠，舌质红，苔薄腻而微黄，拟再养阴清化。

南沙参9g，连翘9g，冬瓜子18g，炙马兜铃4.5g，生粉草3g，桔梗3g，川象贝（各）6g，瓜蒌壳9g，干苇茎18g，清炙枇杷叶12g，水煎服3剂。

以后即未服药，嘱其清淡饮食，作善后调理而愈。

案3 程某，女，8岁。

1969年夏间患痢，复发麻疹，皮疹虽得渐次外透，但身热不退，下痢纯红，日夜至数十度，形瘦少神，两颧泛红，时有咳逆，舌质红，干枯而萎，上罩黑糙之苔，脉来弦细而数，服过西药抗生素之类，因症情较为夹杂，故采用中药配合治疗。

辨证：此暑湿内阻，复感风邪时毒，内外相引，遂使邪势留恋，肝肾之阴已伤，阳明之热犹炽，颇虑真阴虚极，而有阳越风动之变。拟从标本兼顾。

吉林参（另炖）3g，熟地炭12g，生白芍9g，阿胶珠9g，银花炭

12g，川黄连2.4g，贯众炭18g，白头翁9g，当归炭4.5g，鲜马齿苋30g，水煎服2剂。

二诊：上方服2剂后，下痢次数已减，并已渐见转粪，但舌质犹然干枯少津，仍有热度，拟再顾护真阴，参以清化湿热之药。

北条参12g，熟地炭12g，金石斛12g，肥玉竹12g，阿胶珠6g，当归炭4.5g，生白芍9g，炙黑草2.4g，银花炭12g，川黄连2.4g，橘白6g，鲜马齿苋30g，贯众炭18g，米炒荷叶12g，水煎服2剂。

三诊：身热渐退，舌质亦见津润，上罩黑苔已渐化渐退，神色日振，外透之皮疹已渐次打回，但大便次数虽减，尚有红色垢积与粪相杂，脉弦细而数。

北条参12g，金石斛12g，当归炭9g，炙甘草2.4g，银花炭12g，川连2.4g，生白芍9g，贯众炭18g，生谷芽12g，橘白6g，米炒荷叶12g，马齿苋30g，水煎服3剂。

四诊：上方服3剂后，热已不作，舌转津润，大便虽偶杂黏垢，然基本转粪。乃根据上方加减出入，嘱连服2剂，后改用香砂和胃，参以廓清痢症余邪之药，作善后调理而愈。

按：以上病例，系多年前之临证治案，当时尚是使用传统之分两计，为便于览观，一律改成现时之度量衡计，以后本医话凡附病案，一律准此。

麻疹，现时开展广泛预防，小儿纵有患者，症状亦轻，然在穷乡僻壤，仍然危害着未作预防之患者。城市医院对农村转来的他病患者，如在麻疹流行季节，亦不要忽视麻疹这一因素。以上3例，2例是在农村巡回医疗诊治，1例是城市医院收治的患者。

急慢性肾炎证治

急慢性肾炎证治

急慢性肾……球性肾炎，在中医可隶属于水肿、尿血、腰痛以及虚劳等病的范畴。大抵急性期以全身性肿为主，以眼睑、下肢为甚，伴有少尿、血尿、恶心、呕吐等诸多不同程度的临床症……如迁延迟或发病，则多成为慢性肾炎。也有一开始即为慢性型的。诊断则大体根据实验室检查，尿检有蛋白质、红细胞、各种管型，而实验室检查以及肾功能检查有助于鉴别类型。

对于个人体会，如肾炎在急性期，即见有水肿不伴有血尿者，则麻黄连翘赤小豆汤一方最为首选。如患者有血尿者，则麻黄不用，以用苇叶、鲜白茅，和细生地、鲜芦根、杜赤豆、玉米须等相机配合，又由于利小便及凉血，……能利水消……

急慢性肾小球肾炎，在中医可归属于水肿、尿血、腰酸、腰痛以及虚弱等病的范畴。大抵急性期以全身浮肿为主，而眼睑、下肢为甚，并有少尿、血尿、恶心、呕吐，或伴有不同程度的高血压，如迁延或发展，则可成为慢性肾炎，也有一开始即为慢性型的。现时则大体能做到实验室检查，尿检有蛋白质、红细胞、各种管型，而血生化检查以及肾功能检查则有助于鉴别类型。

余个人体会：如肾炎在急性期，患者不伴有高血压，则麻附五皮饮[①]一方实为首选；如患者有高血压，则麻黄不用，改用苏叶、桑白皮，而甜葶苈、葫芦瓢、杜赤豆、玉米须等相机配合。

又，同利水必须理气，气行则水行，所以厚朴、莱菔子等亦可用之；倘水肿过甚，非逐水莫退，则控涎丹或甘遂、大戟等亦可酌用，但此种攻遂之法，只能用在所当用，中病即止，不堪累用。

如病趋慢性，浮肿反不甚，而腰酸乏力，色萎不泽，可列于虚劳范围者，则须补益，桂附理中合肾气丸；如阴阳俱虚，则地黄饮子；肾阴虚者益其肝肾之阴，杞菊地黄丸。但这均是举其大概，临证之时，斟酌损益，相体裁衣，实非一方一法所能概之。

案1 程某，女，19岁，公交车售票员。

1971年4月6日初诊：患者咳嗽气逆，目窠及面部下肢均肿，其肿势颇盛，夜卧不安，面色晦滞，而血压不高，尿检有红白细胞及蛋白，有时红细胞多至（+++），蛋白亦常在（++），舌苔白腻，脉沉细。此水气壅逆，肺气不能肃降，而脾肾之阳受困，益使水气泛滥横溢也，拟麻附五皮饮出入。

净麻黄6g，熟附片（先煎）10g，青陈皮（各）6g，淡姜衣4g，川椒

① 方出清·俞根初《重订通俗伤寒论》。组成：麻黄一钱、淡附片八分、浙苓皮三钱、大腹皮二钱、细辛五分、新会皮一钱半、五加皮三钱、生姜皮一钱。功效：温下发汗。主治：一身尽肿。

目4g，带皮苓18g，大腹皮10g，怀牛膝（炒）12g，冬瓜皮15g，莱菔子10g，陈葫芦瓢15g，6剂。

4月12日二诊：患者浮肿见退，气急渐平，前方去莱菔子，加五加皮10g，汉防己10g，6剂。

4月18日三诊：患者浮肿续有减退，犹然咳嗽气逆，舌苔亦退，脉仍沉细，乃于原方嘱续服6剂，以观进退。

4月24日四诊：患者肿势仍甚，诸证大体如前，因思患者尚系在急性期，何妨一用攻逐，以挫其势，能得水气一退，然后予以健脾肾而利气之法。于是再在麻附五皮饮的基础上酌加攻逐。处方：

炙麻黄6g，熟附片（先煎）10g，淡姜衣4g，汉防己10g，五加皮10g，煨甘遂6g，炒黑丑6g，洗腹皮10g，陈葫芦瓢15g，带皮苓18g，杜赤豆30g，4剂。

4月28日五诊：上方服后，肿势十退六七，于是再在上方加川桂枝6g，嘱再服4剂。

5月6日六诊：肿势十退八九，乃从原第一方加桂枝6g，生白术10g，接服10剂，浮肿基本消退，尿检亦基本正常，乃以参苓白术散以巩固疗效，至今无肾炎症状，也就没有再作这方面检查了。

案2 胡某，女，19岁，宁国市一工会干部之女。

1988年9月4日初诊：患者平素爱好体育，年前得肾炎之后，一改个性为娴静，尿检时有红、白细胞及蛋白、管型，而每届经行，则面部浮肿，目窠部尤显，经行前后白带频仍，甚者呈绵丝状，腰际酸楚，平时头时眩，耳鸣目花，夜寐欠酣，舌质淡而无华，脉濡细。综合症情，良由脾肾之阳受损，累及冲任，而带脉不固，是以下白物如绵丝状也，拟予益肾理脾，调固冲任，参以化湿束带之剂。

大有芪30g，生熟地（各）18g，益智仁10g，巴戟天10g，煅龙牡（先煎）（各）20g，炙乌贼骨15g，砂仁（后入）4g，川断肉10g，桑寄生10g，樗白皮18g，苦参18g，茯神12g，炒延胡索10g，炒橘核15g，炙白鸡冠花15g，30剂。

10月3日二诊：前方服30剂，各方症状好转，白带基本告瘳，乃予以益肾理脾。

大有芪30g，生熟地（各）18g，益智仁10g，熟附片（先煎）10g，巴戟天10g，锁阳10g，鹿角霜（先煎）10g，茯神12g，怀山药30g，玉米须30g，杜赤豆30g，30剂。

上方服后，尿检正常，神色亦振，仍本原意以巩固疗效。

患者自去年服药之后，数经尿检，一直良好，目前常服杜赤豆、荔枝以及玉米须等以巩固。

重症肌无力治疗体会 ①

友人吴君之妻钱某，1986年始有重症肌无力症状，但不甚严重，且经2～3个月后，有自行康复之势，至1987年9月，因牙病行拔牙术后再次发病，日趋严重，经江苏某医院CT检查，诊为重症肌无力，合并胸腺瘤，于同年10月因四肢无力，左上睑下垂，咀嚼张口受限，吞咽困难而住入上海某医院。

X线示：前上纵隔占位性病变。入院诊断为重症肌无力、胸腺瘤。于1987年11月23日行胸腺摘除术。手术顺利，术后恢复良好，伤口一期愈合。

病理诊断：胸腺瘤囊性变。目前仍口服使用溴吡斯的明60mg，4次/日，泼尼松5mg，2次/日，左睑下垂及口部无力较前有所改善，食欲渐增，二便流畅，可出院休养。并嘱继续服以下药物：①溴吡斯的明60mg，4次/日；②泼尼松5mg，2次/日。必要时可行放疗及其注意事情。

于1989年7月6日求治于余，初诊：肝肾之阴内亏，营血虚耗，为重症肌无力症，每发视物有复视感，眼睑下垂，胸闷太息，声音低弱，咀嚼肌及面部表情肌无力，或则吞咽不利，两上肢难以上举，而经行逾期，白带亦频，或则频转矢气。舌苔黄腻而糙，脉濡软。

拟于治肝肾，益荣血，参以条达木郁之药，盖此症虽责乎虚，而情志不遂，常与相关，达木则诸郁随解之意也。

---

① 本文原刊载《中医临床与保健》杂志1991年第3期17～18页。

干地黄18g，炙黄芪、磁石（先煎）、鸡血藤各30g，仙灵脾、归身、鹿角霜、益智仁、谷精草各10g，青葙子、茯神、钩藤各12g，楮实子15g，全蝎4g（去头足，研末分吞），另用紫河车1具（漂洗净，研，分吞），20剂。

二诊：1989年8月17日，据述舌中无苔，边质仍腻。综合前审所见，良由肝肾之阴内亏，脾虚荣弱，而又内兼混浊之象，而复视一症，昔人谓之"睊目"。《内经》有"精脱则视歧，视歧见两物"之说，似可归为"虚风"之类，患者经汛将临，息风如全蝎可暂不用，而潜镇之药在所必需。

拟方：炙黄芪、干地黄、青龙齿（先煎）各18g，当归身、仙灵脾、益智仁、鹿角霜、谷精草、佩兰各10g，茯神、青葙子各12g，磁石（先煎）30g，砂仁（后下）4g，法半夏6g。另，河车粉4.5克，分次吞服，15～30剂。

八诊：前后七诊症状渐渐减轻，1990年5月13日，奉患者家属手书，告知以前症状无明显发作，是"内风"有渐息之象，再益肝肾，而参以和胃降逆法，调节情志，以疏木郁之药。

夜交藤、磁石（先煎）各30g，佩兰、天麻、甘枸杞、生白芍、当归身、干地黄、潼白蒺藜各10g，炙甘草、北五味子各6g，青龙牡（先煎）各20g，密蒙花4g，淮小麦30g，全蝎（研末分次吞服）4g，20～30剂。

上述吴君之妻重症肌无力，前后计八诊，除初诊由余亲自看过之外，其后均由马鞍山钢铁公司职工医院一医师察脉舌，再由家属来信叙述病情而随症加减。服药20～30剂后，患者来信告予情况良好，能参与操持家务，有时还上街买菜，各项症状基本得到控制。

按：西医学所诊断的重症肌无力，按其症状可归属于中医"痿证"，而五痿中又以"筋痿"与之较接近，当然，古今文献叙述不同，要一一去核对当然是对不了，但这类情况颇多。重症肌无力，按中医治疗，也可以探索出一条路子来。过去余曾治安纺一患者，用大剂参芪而无效，改用益肝肾，辅以安神定志，镇熄风阳，而效始显，可见治病务从实际出发，执定一方一法有时就不行。益肝肾也只能说是诸法中之一法而已。

漫谈"乙脑"的中医中药治疗

漫谈"乙脑"的中医中药治疗

现代医学研诊断的流行性"乙型"脑炎，运用中医中药的治疗效果，自1952年以来，在举世上得到肯定了。连情代叶桂所创的"暑温"这一病名，也几乎脍炙人口。设有人提出较辨了。我们可以这样认为，《温病条辨》提到的"暑温"、"暑痫"，是未必侷属于现在所说的"乙脑"，但"乙脑"可以归属于这温暑温温病之内，从中主研生医界看，则是完全可以被接受的。

现在，就这个病的证来，该一点个人的体会与感受。本病的一般症状，可归为清热、化湿、解毒、养阴等四方面：

清热。拈降极高热，消除一切"热"的症状。选那辞汽如葛根、薄荷、香薷、栗叶，至西医学所诊断的流行性乙型脑炎，运用中医中药的治疗效果，自1952年以来，是基本上得到肯定了。连清代吴鞠通所创的"暑温"这一病名，也几乎熟在人口，没有人提出驳辩了。我们可以这样认为，《温病条辨》提到的"暑温""暑痫"，虽未必仅属于现在所说的"乙脑"，但"乙脑"可以归属于这类温病之内，从中去找出治法，则是完全可以被接受的。

现在，就这个病的治疗，谈一点个人的体会与感受。

一、一般疗法

本病的一般疗法，可归为清热、化湿、解毒、养阴等四个方面。

（1）清热：指降低高热，消除一切"热"的症状。透邪解肌，如葛根、薄荷、香薷、桑叶、豆豉、豆卷；清热解暑，如连翘、青蒿、银花、芦根、荷梗、竹叶、石膏、知母、白薇；泻火除烦，如山栀、黄芩、黄连；凉血，如赤芍、丹皮、玄参均属之。

（2）化湿：兼湿者一定要考虑到化湿，偏于湿重者化湿尤为首要，不化湿则热无由去；考虑到化湿，湿去则热势振，拔之亦自易。化湿中，芳化，如佩兰、藿香、菖蒲、蔻壳；苦燥，如半夏、厚朴、枳实、苍术、蔻仁；淡渗，如赤苓、滑石、通草、薏米等均属之。亦有内兼痰浊，上法如半夏外，胆星、贝母、竺黄、竹沥达痰丸等，视痰之性质可以酌加。

（3）解毒：清·喻昌论治疫，主张兼以解毒，此系一创见。我们并不排斥辨证施治，但选择具有针对性药味，兼以解毒，以截断扭转，确足以缩短病程。药味如大青叶、板蓝根，此在早期于透表的同时即可酌用；迨里热甚炽，则黄芩、黄连在所必需；里热燥结，大黄而外，有条件者人中黄，又粪清最足以杀其邪势，均足以起到解毒的效果。

（4）养阴：本病因高热极易导致劫液，所谓"暑性酷烈""暑伤气阴"。故病在早期，即应及时逐邪，而预护其虚；及其津液既耗，则养阴一法，在所必用，津液之存亡，是温热病治疗之一吃紧大纲，本病毫不例外。

我们既须总结过去有的医生，早用滋阴，而致恋邪，失却了及时逐邪时机的教训；又须看到确实有些温热病，由于未注意护液而带来一系列的后果。养肺胃之阴，如沙参、麦冬、石斛；滋肝肾之阴，如生地、玄参、龟板、阿胶。要在有的放矢，既养其阴，又不使留邪碍湿，方为善用。

除了上述而外，尚有开窍，息风诸法，亦须斟酌情况，配合使用。

二、常用自制方

现在，就余多年来常用的几个自制方录之于后，一以考其得失，也希望得到同道者指其疵谬。

（1）新订银翘解毒汤

淡豆豉9g，净蝉蜕6g，薄荷4.5g，连翘12g，银花18g，炙白僵蚕9g，板蓝根30g，钩藤（后入）12g，玉枢丹（研冲）2.4g。

此方用于本病初起，状类感冒，但有喜睡或轻度抽搐者。小儿并可酌用小儿回春丹1粒。

（2）新订昌阳泻心汤

清水豆卷12g，竹沥半夏6g，鲜佩兰12g，石菖蒲6g，川郁金9g，川黄连3g，带心连翘12g，炒条芩9g，赤茯苓9g，绵茵陈18g，板蓝根30g，银花15g，玉枢丹（研冲）3g。

此方用于病在卫、气，而又兼湿者，倘神志昏瞀，苔腻脉滑而呈湿蒙之象者，去玉枢丹，易以苏合香丸1粒。

（3）解毒石膏汤

生石膏（先煎）30g，肥知母12g，生粉草6g，天花粉12g，连翘15g，银花24g，生粳米15g，大青叶30g。

此方用于邪入气分，壮热、口渴、烦躁者。

（4）新订犀连承气汤

广犀角9g，川黄连9g，银花30g，炒条芩9g，人中黄9g，连翘15g，板蓝根45g，生川军9g，玄明粉（后入）9g，生枳实6g，生粉草6g。

此方用于邪入阳明之腑，潮热、腹满、便秘、舌质红、苔黄糙或黑糙者。有谵语神昏者，外加紫雪丹3g送服。

（5）新订清营汤

鲜生地30g，天花粉9g，玄参12g，肥知母9g，带心连翘12g，银花18g，京赤芍9g，炒丹皮9g，硃茯神9g，莲子芯3g，鲜茅芦根（各）30g，板蓝根45g，局方至宝丹（化服）1粒。

此方用于邪热入营，舌绛，神昏，而呈现重型、极重型现象者。

（6）新订解毒化斑汤

生石膏（先煎）60g，鲜生地30g，肥知母12g，玄参12g，广犀角9g，川黄连6g，紫地丁18g，大青叶45g，银花18g，人中黄12g，连翘18g，神犀丹（化服）1粒。

此方适用于重型、极重型，壮热、口渴、神烦、斑疹隐隐或紫黑，舌绛苔黄或黑糙者。

（7）清瘟败毒息风汤

白山羊角（先煎）15g，细生地18g，生石膏（先煎）60g，连翘15g，银花24g，天竺黄9g，大青叶45g，川贝母9g，钩藤（后入）12g，辰灯芯1束，全蝎（研吞）2.4g，蜈蚣（研吞）2.4g，紫雪丹（研吞）3g。

此方用于重型、极重型，舌绛、神昏痉厥、热入手足厥阴者。

（8）新订清络饮

南北沙参（各）9g，西瓜翠衣30g，青蒿9g，扁豆衣12g，银花15g，连翘9g，碧玉散（荷叶包，刺孔）12g，糯稻根须18g。

此方用于恢复期，热退十之七八，犹然未净，气阴已伤者。

三、治疗中须注意的问题

以上治法，仅示其概，现就治疗中几个问题，谈一点个人看法：

（1）关于辨证：治本病首须辨别受邪之浅深；其次，视其是否兼湿以及湿与热孰为偏重；同时，注意患者的体质，有无兼证与夹证等，以为临床用药之准。

一般说，舌象的变化在外感病中占有极其重要的位置，但在本病，颇有着脉舌变化与病证不符的例子。比如说，病已至高热昏迷，仍有部分患者，舌质与舌苔均无多大变化，小儿患者此种现象尤多，怎么办？从个人体会以及各地经验总结来看，舌证不符，正是由于邪热传变太速，舌象未变，而邪气已陷。随着高热昏谵之后，舌绛苔垢，必然相继出现。其在小儿稚阳体质，易虚易实，尤多如此。

为了及时控制病势发展，在一定情况下，惟有舍舌从证，迳予清心开窍之法，全力抢救，以挽逆势。切不可刻舟求剑，以致耽误治疗。

就余个人体会，未见绛舌，而神志昏瞀，清心开窍可用，惟凉血仍须慎重，余习惯于此时配以辛凉透邪之法，一以透邪外出，一以开其窍闭，这样则比较稳当。如果内兼湿邪，当然可以从菖蒲郁金汤之类化裁了。

（2）关于治疗中的截断与扭转：治外感病针对病原予以截断与扭转，这个问题自上海姜春华先生提出后，有些治温热者持不同意见。

余个人看法是，在《温热论》中，叶天士提出卫气营血分证论治，强调在一般情况下最好是不要去违背，否则"不循前后缓急之法，虑其动手便错"。但他对肾水素亏的患者，却又主张"先安未受邪之地"，而在《三时伏气外感篇》中，更肯定了春温一证是由寒邪深伏而化热，前人以黄芩汤为主方，苦寒直清里热之理。可知此老对于时病，极主张根据临床实际，反对株守。

我们现在的时代不同，叶天士当时没有弄清的问题，现在可以认识得比较清楚了。因此，截断扭转一法，是可以探索的。但另一方面也应该看到，从张仲景到叶天士，所提到的一套先表后里之法，毕竟是长时期的经验积累。疾病侵入人体，病原体是一个方面，人体的反应性又是另一方面，忽视了人体内在因素同样是不妥。

因此余认为，一是辨病邪，再就是辨病位，并尽可能选用具有针对性的药物，而予以辨证施治，这样子比较妥当。

余之所以主张兼以解毒，也是如此。而实已包括截断的内容。如证见外有表邪，而里已成实，法当表里双解，迅速排除邪热，前人方如凉膈散，以连翘、栀、芩、竹叶、薄荷散火于上，而以大黄、芒硝荡热于中，这样方法就考虑得比较周全，比执定于先表后里，或早期一味攻里，效果都来得好。

（3）关于"三关"的处理：高热、痉厥、呼吸衰竭是本病的三大关。

①先说高热，高热处理要及时，此中最要紧是不要乱用药，而要从各种退热法中选用最恰当之法。如证见典型的暑温证，可以用"夏暑发自阳明"来解释，那么，白虎汤实为基本之方。

近代张锡纯先生有石膏阿司匹林汤，这是一个合中西药物为一之方。这个方子余没有用过（与西医同志配合，西医同志同时给予解热那是另一回事），但余从中得到启发，而温热病，如果其人丝毫无汗，热总是不易退净。

吴鞠通《温病条辨》虽列白虎为辛凉重剂，谓白虎能"达热出表"，但在读到白虎汤的"治禁"之时，却又有着"汗不出者，不可与也"之文，可见所谓"达热出表"系借着此际患者里热熏蒸，而致逼津液外泄之机，白虎汤本身不是透表之方，如欲其透表取汗，最好再加透表之药，如薄荷等。

温病虽有"忌汗"之说，《伤寒论》亦不乏过汗亡阴、亡阳之文，可以理解，应是指麻桂等辛温开表发汗之属而言，至于辛凉透邪，则不必忌。鞠通有言："温病虽忌汗亦喜汗解……只许辛凉解肌……妙在导邪外出，俾营卫调和，自然得汗。"可说是经验有得之言。

石膏一药，除用于外感病中的阳明证外，也用于杂病的中消口渴，而并无大热。石膏清热，必借知母，如果石膏与其他药相配，药效又不一样。《药徵》有一段记载，颇能说明这一问题。

"《名医别录》谓石膏性大寒，自后医者怖之……余也笃信而好古（指仲景书无大热而用石膏之文），于是乎为渴家而无热者投以石膏之剂，病已而未见其害也。方炎暑之时，有患大渴引饮而渴不止者，则使其服石膏末，烦渴顿止，而不复见其害也。石膏之治渴而不足怖也，斯可以知矣。"可见，石膏虽为清热药，而要在治渴，配以知母，则清热之效始著。

因此，高热用不用白虎，一是视其有无白虎证，再就是有了白虎证而外兼表邪，必须同时兼以透表之法。一味清里，反足偾事，恰犯鞠通提出的"治禁"。

以上当然是指病及阳明而说，至于证不属阳明，虽有高热，另有治法，用白虎就不适合。

②现在再谈谈痉厥与呼吸衰竭的处理，痉厥实包括神志昏瞀与动内风而言，可说是手足厥阴俱病，患者神志昏瞀，必须予以开窍之法，须辨别是邪入心包还是痰浊内蒙灵窍，"三宝"①中，宣窍通灵，当以至宝为胜，故风证见不语如尸厥，非至宝莫属；倘属于胃热乘心，则当以紫雪为宜，必要时配以通腑之药，所谓阳明心包合治；牛黄丸则间于二者之间。"三宝"之运用，虽不必尽拘，但确有偏重。

另有神犀丹，宣窍而兼解毒，暑入心营而外有斑疹隐隐者即可选用。

至于苏合香丸，则为痰浊内蒙之宣窍药，症见苔腻脉滑者适用，非舌绛

---

① 三宝：即安宫牛黄丸、紫雪丹、至宝丹。

黄糙者所宜，在用通灵金石之药的同时，倘能配合菖蒲、郁金、胆星、竺黄，则疗效更好。

通灵金石之药，前人认为未至昏闭，不可早用。又，用此只是一权宜之计，一旦神志清明，即当予以他药，续予祛邪。此虽为经验之谈，然亦不可尽泥。如，症见患儿喜睡，每为昏陷之渐，早用开窍，足以防微。

"三宝"价格高昂，无条件者用六神丸，日2次，每次10粒，亦足奏功。倘有人选麝香制剂，则价格低廉，未见深度昏迷，早用很有好处。小儿易惊、恐惧，每为痉厥之先声，应该尽快用药，僵蚕、钩藤、菖蒲、川贝、竺黄、玉枢丹等，都可酌情使用。务在及时，但不要乱。

息风之药，羚羊较贵，玳瑁较低廉，现时亦不易得，无条件者可用山羊角。又，天麻、钩藤而外，可用止痉散，以及张锡纯的定风丹（蜈蚣、全蝎、乳香、没药、辰砂）。

热退而风仍未息，应考虑到证情是否由实转虚，倘有虚候，迳予益阴，此时是否仍予息风之药，则应根据实际酌定。

③呼吸衰竭，即呼吸表浅，或不规则，或突然停止，此在重型、极重型均可出现，可归于中医"气闭"范围，乃热毒内壅，致肺窍为闭，可用冰片0.03～0.06g，或麝香0.06g，或六神丸10～20粒顿服，有条件的最好配合输氧等以综合治疗，旨在抢救患者，应该多所吸取，本着实事求是的态度。

（4）关于"乙脑"的治禁问题：自1956年石家庄经验以来，提出了忌汗、忌下、忌利小便，此在"存津液"这一方面来说有它的道理，然亦应作具体分析。

①忌汗应是指误诊为"伤寒"而妄用麻桂之属，至于辛凉透邪，则不必忌，至于暑兼外寒，用香薷是可以的。

②下之不当，固足以重伤其液，但如已见燥结，又须下夺以挫其势，而存其阴。不然，痉厥风动之局，可以接踵而至。

③热气熏蒸，气阴伤而小便少，自然不可以再利小便。倘内兼湿邪，膀胱输化失司，不用淡渗则湿无出路，湿不去则热不尽，而又反不利治疗。

泌尿系感染及泌尿系结石的治验

泌尿系感染及泌尿系结石的治验

泌尿道因细菌感染而引发的一系列疾病，如肾盂肾炎、膀胱炎和尿道炎等，总称其为泌尿系感染，妇女尤其是孕妇更为多见。在中医，则多隶属于"淋病"、"劳痛"等范畴，可在这些疾病中去探求治法。

尿频、尿急、尿痛，偶见血尿，是属本病的临床症状。其中如单有尿道疼痛者属尿道炎，伴有下腹部胀痛，而尿痛者属膀胱炎；腰部疼痛，特别小腹部、会阴部放射，左右肾脏及肾区有叩击痛者为肾盂炎；患者伴有轻度低热，有更重、肾功衰不全等肾实质破坏者为肾盂肾炎。尿常规检查有蛋白质，红细胞及大量脓球，有者伴有了作尿培养以辅助诊断——以上是属泌尿道因细菌感染而引至的一系列炎症，如肾盂肾炎、膀胱炎和尿道炎等，总称其为泌尿系感染。妇女尤其是孕妇更为多见。

在中医，则可归属于"淋病""腰痛"等范畴，可在这类疾病中去探求治法。

尿频、尿急、腰痛、偶见血尿，是为本病的临床症状。其中，如单有尿道疼痛者为尿道炎；伴有下腹部胀痛或压痛者，为膀胱炎；腰部疼痛，并向下腹部、会阴部放射，而肋脊角及肾区有叩击痛者为肾盂肾炎；患者伴有轻度浮肿，高血压、肾功能不全等肾实质破坏者为肾小球肾炎。

尿常规检查有蛋白质、红细胞及大量白细胞，有条件者可作尿培养以协助诊断——以上是为本病的典型症状，如果病发不典型，就得根据症状之有无、历次尿常规检查情况来做具体分析了。

如患者突然发生肾绞痛，即腰部阵发性剧烈绞痛，并沿该侧输尿管向膀胱、会阴及大腿两侧放射，并可伴有面色苍白、恶心、呕吐、冷汗自出等症状，则当怀疑为肾结石，肾结石常于绞痛后出现血尿。而肾区叩击痛者，提示肾盂及输尿管结石；排尿突然中断，改变体位后又可继续排尿，或伴尿频、尿急等膀胱刺激症状，提示为膀胱结石。尿常规检查可有大量红细胞、脓细胞。而尿中也可能排出结石。有条件者可做B超或放射线腹部平片检查，如发现结石阴影者，可协助诊断并明确结石之大小、数目及其部位；但胱氨酸结石可完全不显影。

泌尿系结石，按其症状可归属于淋证中的"砂淋""石淋"等范畴，可在这些疾病中去探求治法。

泌尿系感染的病机是为肾虚而湿热蕴蓄下焦，膀胱气化不利；如湿热久留，津液受其煎熬，则可以炼而为砂为石。

治法，两病实有不少相通之处，成方如知柏地黄、八正散，以及现时的泌尿排石汤均可以化裁而运用，务在益肾阴，和血络，分解下焦之湿热，审其机宜，就能取得一定效果。而中草药中之车前草、败酱草、马鞭草、猫爪草、蒲公英、马兰根、金钱草，以及琥珀、人中白、制乳香、制没药、三七等视其症而用之，使辨病与辨证结合，比单用知柏地黄、八正散等当可更见优势。

案1 陈某，女，46岁，省农业厅干部。

1971年5月20日初诊：患者早年曾因右肾结核而行手术切除，此次左侧腰痛，小便频急而不畅，形体消瘦，时有低热，尿检查有红、白细胞及脓细胞，有时则红细胞特多，或见血尿，有时则检出蛋白，西医由于其过去有过肾结核，曾作尿液培养未见结核杆菌，有时则仅见大肠埃希菌，乃拟诊为肾盂肾炎，因其反复不已，建议改用中药治疗。诊脉弦细而数，舌质红而少苔，此肾阴下虚，湿热蕴结下焦，伤及血络，拟予益肾阴，祛下焦之湿热，参以和络法。

干地黄18g，赤猪苓（各）10g，粉萆薢12g，石苇（包）6g，香白薇10g，楮实子18g，猫爪草15g，炒小蓟10g，旱莲草18g，白茅根30g，琥珀（研末，饭丸吞）4g，藕节炭15g，车前草10g，7剂。

5月27日二诊：上方服7剂后，小溲频急之状显减，尿血亦不显，尿检红细胞减少，白细胞、脓细胞亦减少，尚有微量蛋白，脉舌如前，治从原意出入。

干地黄18g，粉萆薢12g，赤猪苓（各）10g，生甘梢5g，西滑石（包）12g，小蓟草10g，阿胶珠（烊化冲）12g，旱莲草18g，藕节炭15g，猫爪草15g，香白薇10g，车前草10g，白茅根30g，西琥珀（研末，饭丸吞）4g，14剂。

6月10日三诊：患者经上法治疗后，尿检红细胞、脓球、蛋白均已消失，仅见少许白细胞，肌热不作，尿频、尿急之状基本消除，腰际亦无叩击痛，仍续服上方30剂以巩固。

至同年9月间，患者因劳累之后，腰痛尿频又见发作，并见血尿，其时余已调回学院上课，患者询得余之住址，乃持化验单等来学院为诊治。

9月28日四诊：患者形神尪羸，面色㿠白少华，腰际酸楚，尿检红细胞（++++），白细胞（+++），脓细胞（+++），蛋白（+++），而足跗浮肿明显，舌质淡而无华，脉濡细，此肾气虚衰，阴损及阳，而呈阴阳两虚之局，乃从阴阳并顾之法，参以和络。

生熟地（各）20g，锁阳10g，巴戟天10g，杜赤豆30g，怀山药30g，阿胶珠（烊化冲）12g，赤猪苓（各）10g，川断肉10g，藕节炭18g，血余炭（包）6g，川杜仲10g，仙鹤草15g，西琥珀（研，饭丸吞）4g，5剂。

10月3日五诊：患者诸症大体如前，乃于前方去血余炭，加旱莲草18g，肉桂3g，怀牛膝炭10g，5剂。

10月8日六诊：患者神色显见好转，惟足跗尚浮，尿检红细胞减少为+，其余现象如前，乃于前方去肉桂，加熟附片（先煎）10g，防己10g，10剂。

10月18日七诊：患者神色显见好转，足跗浮肿消退，尿检红细胞、脓球、蛋白均消失，白细胞微量，舌渐红，脉细濡。仍从肾之阴阳两顾，而参以和络法。

生熟地（各）18g，仙灵脾10g，锁阳10g，熟附片（先煎）10g，木防己10g，赤猪苓（各）10g，粉萆薢12g，猫爪草15g，牛膝炭10g，旱莲草18g，小蓟炭10g，藕节炭18g，琥珀（研末，饭丸吞）4g，20剂。

患者服前方后情况良好，乃将原方接服若干剂以巩固，至今一直未萌发，已经多年不服药矣。

案2 赖某，男，65岁，宁国市土产公司干部。

1988年8月29日初诊：右侧腹痛剧作，尿血，甚或成块而下，经宁国市医院及芜湖弋矶山医院检查诊为结石，此次发作时诊脉细弦，舌质略显紫暗，上罩霉苔。此属肾阴亏虚，至湿热下注，久而炼为砂石，致成瘀伤血络之候，姑本前人治络法，和其血络，益其肾阴，祛其湿热。

仙鹤草15g，生熟蒲黄（各）6g，旱莲草18g，炒小蓟12g，干地黄15g，赤猪苓（各）10g，石苇10g，茅根肉30g，粉草薢12g，虎杖15g，川杜仲10g，血余炭（包）10g，生鸡内金10g，广郁金10g，鱼脑石10g，金钱草30g，6剂。

9月10日二诊：服前方后，小便排出砂石，而腹痛旋即缓解，乃于前方去鱼脑石，加山甲片10g，改干地黄为18g，令其再服10剂。

9月20日三诊：患者服上方后，逐日于小溲内排出砂石，而腹痛基本不作，舌转光红，脉来弦细。此血瘀已得疏通，湿热渐退，而肾阴未复，拟复肾阴，参以廓清余邪之剂。

干地黄24g，阿胶珠（烊化冲）10g，生熟蒲黄（各）6g，参三七（研冲）4g，茅根肉30g，赤猪苓（各）10g，虎杖18g，小蓟10g，藕节炭18g，生鸡金10g，广郁金10g，猫爪草18g，金钱草30g，20剂，以善其后。

方药阐微

老一甸一读一医一随一笔一

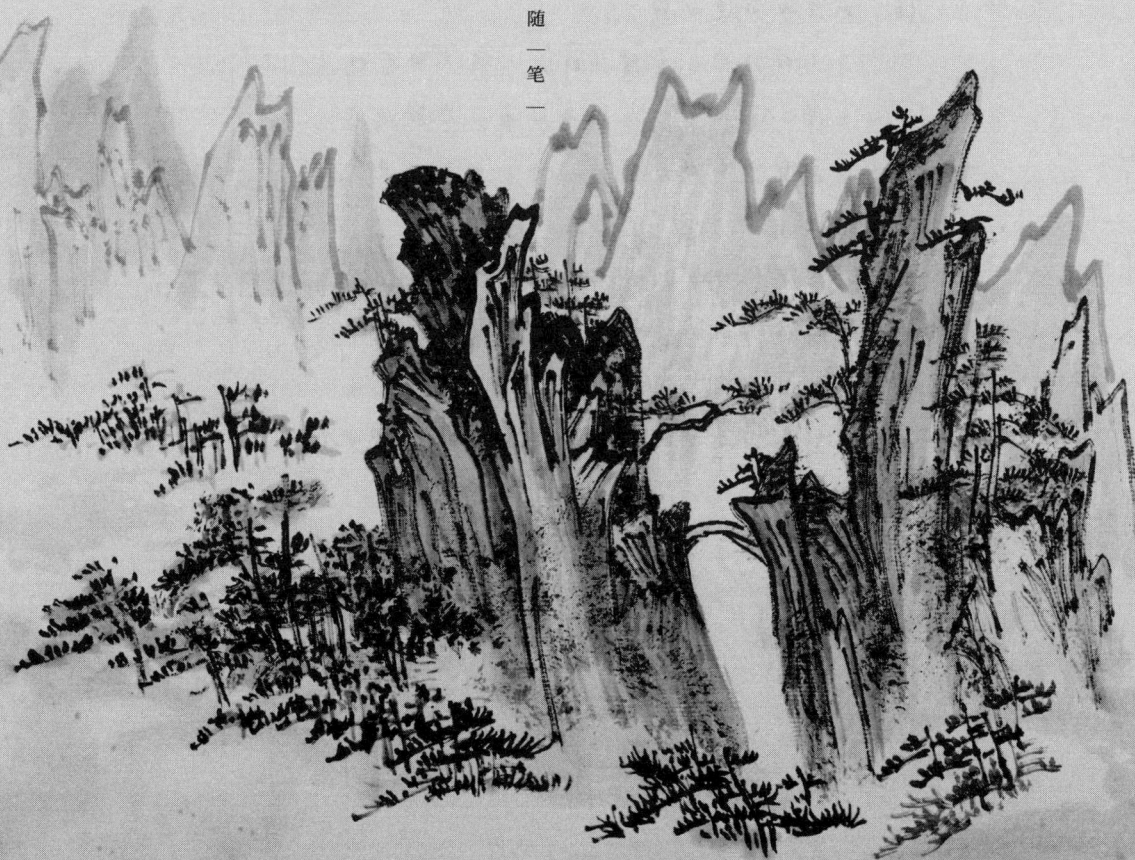

谈一贯煎

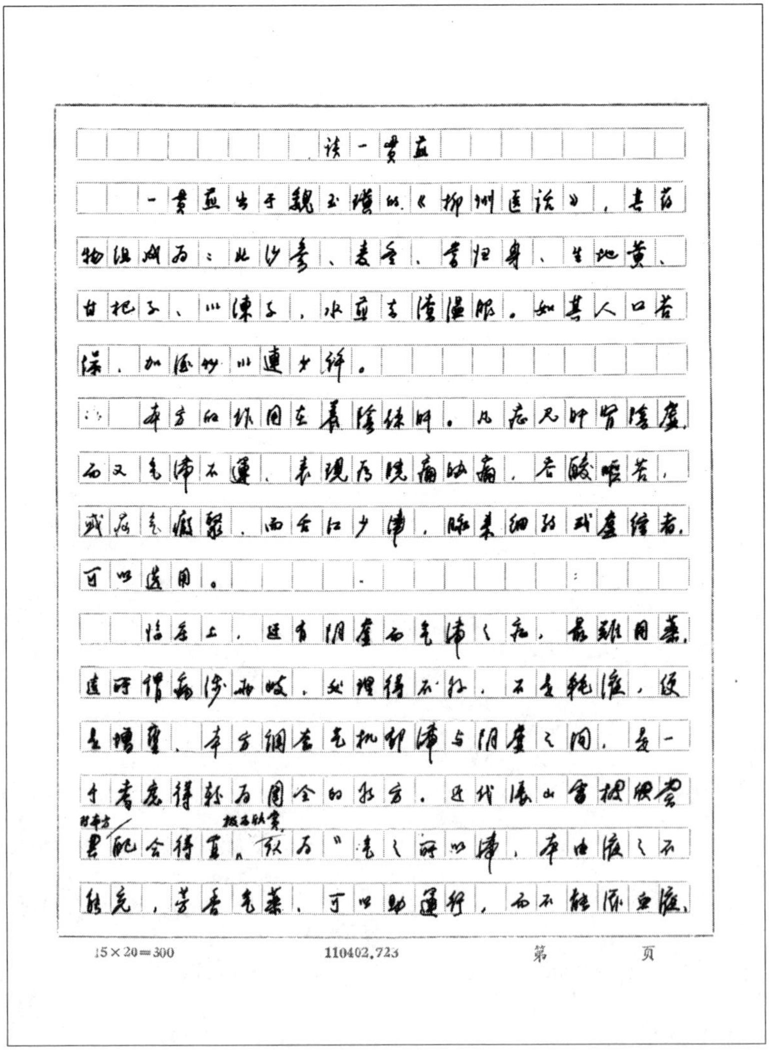

一贯煎出于魏玉璜的《柳州医话》，其药物组成为：北沙参、麦冬、当归身、生地黄、甘杞子、川楝子，水煎去渣温服。如其人口苦燥，加酒炒川连少许。

本方的作用在养阴疏肝。凡症见肝肾阴虚，而又气滞不运，表现为脘痛胁痛，吞酸呕苦，或疝气瘕聚，而舌红少津，脉来细弱或虚弦者，可以选用。

临床上，遇有阴虚而气滞之症，最难用药，这所谓病涉两歧，处理得不好，不是耗液，便是增壅。本方调整气机郁滞与阴虚之间，是一个考虑得较为周全的好方。

近代张山雷对本方配合得宜，极为欣赏，认为"气之所以滞，本由液之不能充，芳香气药，可以助运行，而不能滋血液，且香者必燥，燥更伤阴，频频投之，液尤耗而气尤滞"。本方却能避开那样的现象，本方之妙，可以用"滋水涵木，润肺养金"八个字来概括。"滋水涵木"应是重点，"润肺养金"也不容忽视。因为养金能使金水相生，使肝木得以滋涵而源源不断；养金又足以制木，所谓"金盛则木自平"。

一贯煎中滋水用地黄、枸杞，润肺用沙参、麦冬，这四者均为魏氏临证治案中所常选用，再加当归以养血，川楝子以条达肝气，便成为一治肝肾阴虚而又气机郁滞的基本方。临证尚可随症加减。例如：

①大便秘结，加蒌仁。

②有虚热或汗多，加地骨皮。

③痰多，加贝母。

④舌红而干，阴亏过甚者，加石斛。

⑤腹胀痛，按之硬，加鳖甲。

⑥烦热而渴，加石膏、知母。

⑦腹痛，加芍药、甘草。

⑧脚弱，加牛膝、苡仁。

⑨不寐，加枣仁。

魏柳洲之所以选用这样处方来处理阴虚气滞之证，其指导思想是：治病不离肝木，立法力主柔润——这可以说是魏氏医学思想的中心。

魏氏认为，肝是内伤病得以形成的根本，"肝为万病之贼"。所以，治内伤以肝为重点，可说是抓住主要，"求得其本"。本既求得了，一切标病当可迎刃而解了。魏氏对自己这一看法非常珍惜，自谓："临证数十年，乃始获之。"是"千虑之一得"。

至于怎样治肝才得当，他的意见是，治肝须用补，补肝须柔润。人们常说"肝无补法"，魏氏对那种看法不能苟同。但他所用的补法，与仲景"补用酸，助用焦苦，益用甘味之药调之"的内容不尽相同，可以看出，其方法是宗法后世的叶桂，所谓"肝为刚脏，非柔润不能调和"。因此，必须"大剂滋润，则津液充而木自柔"。

王孟英对魏氏"肝为内伤之本"的论点极为赞赏，认为"肺主一身之表，肝主一身之里"，所以"五气之感皆从肺入"，而内伤"七情之病，必由肝起"，由此可见，魏氏的治肝法，实无异于治内伤之大法。

调停于阴虚与气滞之间，用药力主轻清流动，是否是一种避重就轻，贻人以"果子药"之讥的市医手法呢？

余看并不是那样。因为大量的临床资料，就足以说明运用这一方法，确能治好一些较为复杂的病证。近年来，对于慢性肝炎、溃疡病、神经官能症、高血压、胸膜炎、肋间神经痛、慢性睾丸炎等，凡症见舌红少津，脉细数，或虚弦以及胁痛、吞酸、吐苦者，化裁本方而用之，确有效果。

如果说这样便是"避重就轻"，那么，仲景方也并不尽是刚猛之剂，芍药甘草汤、小建中汤、四逆散等就并不刚猛。

在魏氏的临证治案中，用一贯煎加减的例子真不少，以致连近代的张山雷先生，也说"虽未免有时太滥"了，这也许正如画家陈衡格先生评梅瞿山画松那样，"盖得意之笔，时时流露"吧？

　　余想总是因为有那样的证候，医生又驾轻就熟，就自然用上一贯煎这样的方药了。但是，如胸胁痛是属于停痰积饮，则此种阴柔之剂，适足以助湿留邪，是不适合的。

　　张山雷谓："本方从固本丸、集灵膏二方脱化，独加一味川楝子，以调肝木之横逆，顺其条达之性，是为涵养肝阴无上良药，其余皆柔润以驯其刚悍之气。"所以在一定范围内能建奇功，前人这种立方的经验，是值得吸取的。

述小青龙汤的运用

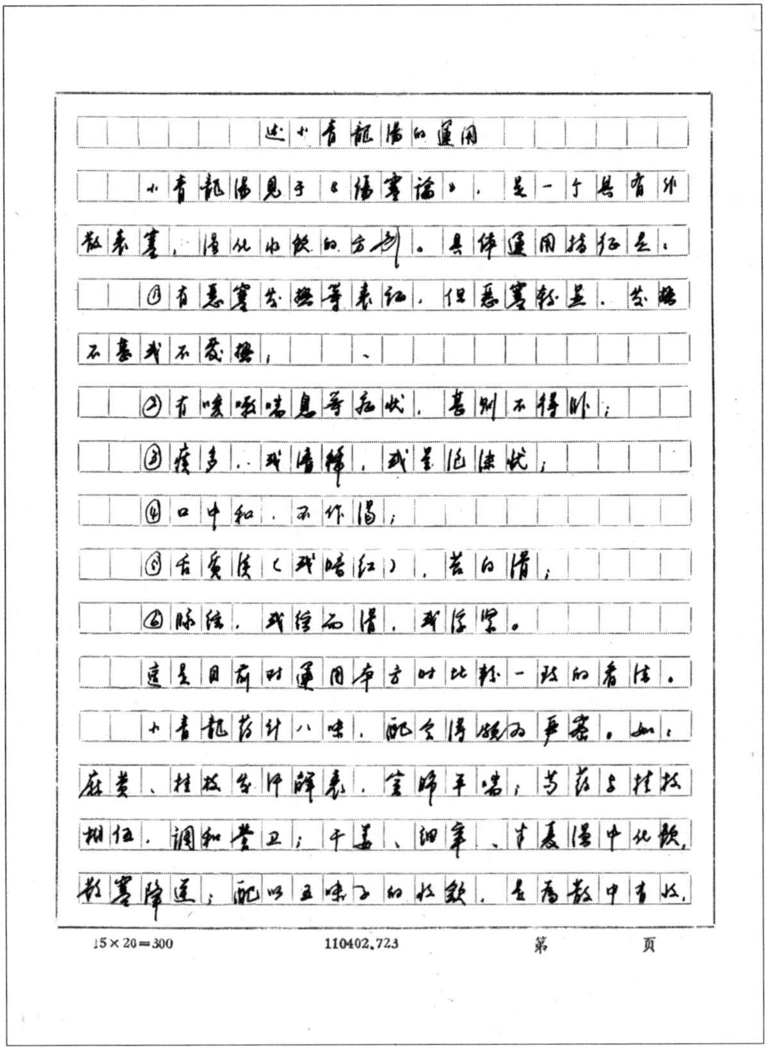

述小青龍湯的運用

小青龍湯見于《傷寒論》，是一个具有外散表寒，內化水飲的方劑。具体運用指征是：

①有惡寒發熱等表証，但惡寒較甚，發熱不甚或不發熱；

②有咳嗽喘息等症状，甚則不得臥；

③痰多，或清稀，或呈泡沫状；

④口中和，不作渴；

⑤舌質淡（或略紅），苔白滑；

⑥脈緊，或緊而滑，或浮緊。

這是目前对運用本方时比較一致的看法。

小青龍湯計八味，配合得頗為严密。如：麻黄、桂枝發汗解表，宣肺平喘；芍藥与桂枝相伍，調和營卫；干姜、細辛、半夏温中化飲，散寒降逆；配以五味子的收斂，在發散中有收，

15×20=300　110402.723　第　页

小青龙汤见于《伤寒论》，是一个具有外散表寒、温化水饮的方剂。具体运用指征是：

①有恶寒、发热等表证，但恶寒较显，发热不甚或不发热。

②咳嗽、喘息等症状，甚则不得卧。

③痰多，或清稀，或呈泡沫状。

④口中和，不作渴。

⑤舌质淡（或暗红），苔白滑。

⑥脉弦，或弦而滑，或浮紧。

这是目前对运用本方时比较一致的看法。

小青龙药计八味，配合得颇为严密。如：麻黄、桂枝发汗解表，宣肺平喘；芍药与桂枝相伍，调和营卫；干姜、细辛、半夏温中化饮，散寒降逆；配以五味子的收敛，是为散中有收，以防肺气耗散太过；用甘草之调和，以缓和麻、桂、姜、辛等刚烈之性。

从西医学观点看，所谓外有表邪，内停水饮，实即指有发热等全身症状，同时伴有呼吸道的病理性分泌物积留，以致表现为咳嗽、喘息等症状来说的，这些症状，常见于急慢性支气管炎、支气管哮喘、肺气肿、流行性感冒等。而本方，由于具有发汗、解热、镇咳、祛痰、解痉定喘的作用，所以可以用来治疗上述诸病症。

在本方上，起发汗作用的有麻黄、桂枝、细辛、干姜；解除支气管痉挛的有麻黄、细辛；起镇咳作用的有细辛、五味子、半夏。

据动物实验，本方解痉作用比较明显，以本方加减（麻、杏、朴、夏、膏、味、姜、辛）10%煎液，按每千克体重1ml的剂量，静脉注入麻醉猫身上，对支气管痉挛有显著的解痉作用。又据豚鼠实验，静脉注射10%的细辛煎剂0.2～0.4ml，可解除新斯的明、氯化钡、组胺等引起的支气管痉挛，但对正常支气管则无扩张作用。

如果我们依中医理论来分析，本方虽常用于临床，但因为大部分药物都具刚燥之性，所以不大好掌握。因为临床所见，咳嗽喘息属于寒饮者固然是有，属于热痰、燥痰的也不少，有些病纵然初起也属于寒邪在表，热不甚高，如果辛温太过，也可使寒邪迅速热化，甚至出现动血、劫液等变局。

因此，运用本方，必须排除热痰与燥痰，即确诊为寒饮，才能使用，否则不适用。如果患者宿有寒饮，病中又有热象，那就应该权变本方，使成为一寒温合用之方，如小青龙加石膏等，倒是可以的。

近代有人认为，运用本方，不必拘定于外寒之有无，只要患者咳嗽、痰白，或痰清稀呈泡沫状，而又舌淡苔白者，即可使用，这倒是确实。

本方之麻黄，在药理上有升压作用，故患者如有高血压史，动脉硬化或心动过速者，不适用。至于有咯血史，以及阴虚火旺之质者，也须慎用，此与其他温燥药之禁忌基本无二致。

与本方功用相近，而稍有不同者，有《金匮要略》之射干麻黄汤、苓甘五味姜辛汤，均具温肺化饮之作用，所以治寒饮在肺，只要掌握一些总的原则，不必拘定于小青龙。

谈大补阴丸

谈大补阴丸

大补阴丸出自《丹溪心法》。合黄柏、知母、熟地、龟版而成，再加猪脊髓蜂蜜和蜜为丸。其外用主滋阴降火。凡阴虚火旺，以致潮热骨蒸、咳嗽咯血、或吐血衄血、烦热易饥者，本方可以选用。

朱氏根据临床所见，认为病人中"火旺者十居八九，火衰者百无一二。"用其得生"阳常有余、阴常不足"之论，为本方创制找出了理论依据。并认为对此类病人，宜为常补其阴，使阴与阳齐，则水能制火，而病亦渐、向愈。

现以临床报导，①甲状腺机能亢进，肾结核、骨结核、糖尿病等，凡见其阴虚火旺，而合本氏那样的症者，使用本方，确有效果。也有报导用本方以实体扶核大咯血的。现代人员大补阴丸出自元·朱震亨《丹溪心法》，合黄柏、知母、熟地、龟甲为末，再加猪骨髓蒸熟，和蜜为丸以成方，其作用在滋阴降火。凡阴虚火旺，以致潮热骨蒸、咳嗽盗汗，或吐血衄血、烦热易饥者，本方可以选用。

朱氏根据临床所见，认为患者中"火旺者十居八九，火衰者百无一二"，因而得出"阳常有余，阴常不足"之论，为本方创制找出了理论依据。余认为对此类患者，只要常养其阴，使阴与阳齐，则水能制火，而病也就渐渐向愈。

现时临床报道，甲状腺功能亢进、肾结核、骨结核、糖尿病等，凡证见阴虚火旺，符合朱氏所论及者，使用本方，确有效果。也有报道用本方治愈肺结核大咯血的。元代人这一创造，在实践中考验了这么多年，直到今天，还受到人们的肯定，是一件多么有意义的事！

但事物常是有正反两个反面，有一利者，常有一弊，益于阴者，常不益于阳。因此，对于大补阴丸的运用，必须有的放矢。

（1）首先，阴虚有微甚，阴虚之甚者，虚火可以上亢，此时便可用大补阴丸。倘未到此种程度，例如，阴虚了，火未必亢，甚或还有其他兼症夹症，使证候不典型，贸然按剂，就很可能疗"热"未已，"寒"从内生，便不利于患者。

（2）再者，阴与阳本互为其根，阴虚之甚，常可以导致阳气亦虚，而成阴阳两虚之局，此在临床上并不少见，如不考虑及此，取大补阴丸阴柔叠进，也可以给患者带来不良的后果。

过去李士材、薛立斋、张景岳等有见及此，诋本方为"有阴无阳，苦寒太过"，是有一定理由的。清·陈念祖未作具体分析，讥其为"合参造化阴阳之妙"，是"向盲问道"，这实在是一种保守的看法。

调整阴阳，最须看到它们之间的相互影响。张景岳谓："善补阳者，必于阴中求阳，则阳得阴助而生化无穷；善补阴者，必于阳中求阴，则阴得阳升而泉源不竭。"可说是善于调整阴阳。

近人沈自尹论调整阴阳，说当各脏阴阳偏胜突出的时候，应用冷压试验比较其变化，肝阳偏亢可掩盖肾阳不足的现象，脾阳不足亦可掩盖肾阴不足的现象，从而反映了整体阴阳综合的动态倾向。因此，他提出，倘阴虚偏重而若有脾阳不足而便溏，就不可单用阴药，以免影响消化吸收；同样，阳虚偏重的患者，如同时肝阳偏亢而头痛，则不可重用阳药而使头痛更甚。

这种对阴阳认识的全面观点，该是中医辨证的精粹所在，具有一定经验的医生，常会注意到这些方面。

《医宗金鉴》大补阴丸方论后云："虽有是症（即指潮热、盗汗、吐血、衄血等），若食少便溏，则为胃虚，不可轻用。"此即肾阴虚而掩盖着脾阳不足的现象，大补阴丸，当然不可轻易使用。

谈桂枝汤的化裁运用

桂枝汤的化裁运用

此方为仲景用以调和营卫、解肌发汗的总方。前篇论此方，柯韵伯可说最属精要。他认为"此方专治表虚，任轻解肌，以发营中之汗"而"不能闻及毛之窍，以出卫分之邪。"因此这方的使用标准，即在头痛、发热、恶风、恶寒的同时，俱有脉缓弱，自汗出之表虚证，特别是后二者尤具诊断意义。至于病究竟是风呢，还是寒呢，那倒不是主要的。不特如此，即便无证，用本方化裁，柯氏也常特专用于自汗、盗汗之证。例如，用本方倍芍药，加胶饴，便成为小建中汤，用以治里虚心悸、腹中急痛，再加黄芪，名黄芪建中汤，用以治虚损虚劳、自汗、盗汗。观柯氏对桂枝汤的论述，便可知本方是怎样化裁的一种方了。总之，柯氏要人此方为仲景用以调和营卫、解肌发汗的总方。前辈论此方，以柯韵伯最为精警，他认为"此方专治表虚，但能解肌，以发营中之汗"，而"不能开皮毛之窍，以出卫分之邪"。

因此，这方的使用标准，即在头痛、发热、恶风、恶寒的同时，伴有脉浮弱、自汗出之表虚证，特别是后二者尤具诊断意义。至于病证究竟是风呢？还是寒呢？那倒不是主要的。不特如此，即便杂症，用本方化裁，柯氏也常将其用于自汗、盗汗之症。例如，用本方倍芍药，加胶饴，便成为小建中汤，用以治里虚心悸，腹中急痛；再加黄芪，名黄芪建中汤，用以治虚损虚热，自汗、盗汗。观柯氏对桂枝汤的论述，便可知本方是怎样性质的一种方了。

总之，柯氏要人们注意腠理疏松这一指征的有无，而不要以"太阳中风"一语印定眼目，其说是很有理由的。

余通过学习，体会到运用本方时，除自汗出、脉浮弱等而外，最好再注意其口腔的感觉，舌象的变化。可归纳为如下几个方面：①恶风自汗。②脉来有宽缓之感。③舌淡口和。

根据这几点，以用于虚人感冒，往往取效。至于加减化裁，《伤寒论》等书即为人们提供了不少范例。

其实，也不必拘泥，在这里，余倒很同意清·柳宝诒"学古期乎能化，裁制贵乎适时"的说法。要量体裁衣，而不能削足适履。否则，生搬硬套，脱离实际，必然影响疗效。

案 周某生，男，76岁，住本省绩溪石门。

1972年2月11日初诊：患者平日恶寒喜温，动则作喘，近日感受外邪，寒热自汗，咳嗽气短，舌质淡而略有薄苔，脉浮缓而无力，四肢欠温，鼻流清涕。此肾阳不振，摄纳无权，复感外风，与宿饮相搏，法当上下分治，标本兼顾，以桂枝加附子汤，参以摄纳下元之剂。

川桂枝6g，炒白芍9g，熟附片（先煎）9g，生粉草6g，炒补骨脂9g，胡桃肉9g，煅鹅管石（先煎）9g，生姜3片，大枣3枚，2剂。

2月13日二诊：上药服2剂后，寒热咳喘显减，而大便微溏，此本一贯情形，平日时时反复，因思仲景有桂枝人参汤，以治外证未除，而数下之，以致出现表热里寒之协热利证，虽为桂枝之变方，实乃理中之变方，本证虽未经误下，然患者不仅肾失摄纳，脾气亦弱，其病机有相类者，姑仿其意，仍参以摄纳肾气之药。

炒潞党参9g，焦白术6g，炙黑草6，熟附片（先煎）9g，炮姜6g，川桂枝6g，补骨脂9g，胡桃肉9g，煅鹅管石（先煎）9g，2剂。

上药2剂后，症状基本控制，嘱其将原方接服2剂，后以四神丸、金匮肾气诸药作善后调理。

按：关于服药方法，前人非常讲求，我们应该注意这方面的经验，桂枝汤方后有"啜热稀粥一盏"之文，个人体会，啜热稀粥，旨在使谷气内充，助正气以托邪，其本身并无发汗作用。汉末战乱频仍，人们生活极不安定，物质上相对困难，故啜热稀粥，可理解为对营养的强调，但亦不可过量的意思。

且不论此证已经是桂枝汤的加减，即我们平时用药，对外感患者也不是空腹服药，如平素脾胃运化功能较差，药后就不必强调立即进食，但要吃一点热稀粥也就可以了。

再就是安舒静卧，不要劳累，一般感证能注意及此，至少不致使病情转重。老年人用药要考虑虚的一面，但倘非暴脱，大剂量的峻补蛮补却是不相宜的。

清暑益气汤的临床运用 [①]

东垣清暑益气汤，徐洄溪曾讥其用药庞杂，王孟英亦谓东垣此方"徒有清暑之名，而无清暑之实"，因而自制一方以清凉涤暑，顾护气阴，药用西洋参、石斛、麦冬、黄连、竹叶、荷梗、甘草、知母、粳米、西瓜翠衣等。后世因王氏方轻清灵活，凡盛暑而伤及气阴者，颇多采用。

自王孟英这一方出，几夺东垣清暑益气汤之席，其实，东垣清暑益气汤若用以治平素体质虚弱，复因感暑炎蒸，以致高热、汗出、气短脉虚者，倒是一针对性很强的方，但运用成方，一般应结合实际加减，最忌拘方以治病。有人将治病比作学弈，善弈者莫不研究弈谱，但对局之际，如果检谱以应敌，那就胶柱鼓瑟，必然失败。治病也是这样，所以说"检谱对弈弈必败，拘方治病病必殆"。这是有一定理由的。

案 胡某，女，37岁，1967年8月10日初诊。

患者平素气血虚弱，有血小板减少性紫癜症诸病史，而每届经行，常淋漓量多，此次发热1周，虽有汗而身热依然不退，口渴心烦，精神困倦，懒于言语，容色萎白无华，舌质淡而少苔，脉来虚数。此暑热伤气，正虚无以载邪之候，乃仿清暑益气汤出入。

---

① 本文原刊载《安医学报》（现名《安徽医科大学学报》）1976年04期《医案医话》栏目。

生晒参（另炖）9g，炙黄芪9g，苍白术各4.5g，归身9g，麦冬9g，北五味子3g，云苓9g，泽泻9g，鲜佩兰12g，青蒿梗9g，神曲9g，银花12g，糯稻根须24g，2剂。

二诊：身热渐退，汗泄渐敛，原方加橘白6g，生谷芽12g，2剂。

三诊：身热已退，汗泄渐敛，神色亦渐振，改用补中益气略参，廓清余邪之法，作善后调理而痊。

四诊：热退，神志清，泻不作，乃以沙参麦冬汤合参苓白术散诸方出入，作善后调理。

附子药用一得

附子有回阳救逆、散寒止痛之功。临床上如果审自配伍，则应用相当广泛。例如，回大汗、大吐、大下后等致四肢厥逆，脉微欲绝等虚脱之症，则用附子配干姜、甘草、人参等，以挽救回欲绝之阳气，主次连属、人参附子汤即是。若阳不足，命门火衰，则用本品配肉桂、熟地等以补阳益元，如崔氏之右归丸的运用即是。寒邪入里，以致脘腹诸痛，则用本品配姜子，枝本等以散寒而止痛。主姜与附子救，附子粳米汤即是。风寒湿痹，环周身而骨节疼痛，用本品配桂枝，如桂枝附子汤、甘草附子汤即是。

此外，如配苍术，可散寒除湿；配黄芪，可温阳固表；配麻黄，则温经发汗，例子附子有回阳救逆、散寒止痛之功，临床上如果善自配伍，则应用相当广泛。

例如：因大汗、大吐、大下后导致四肢厥逆、脉微欲绝等虚脱之症，则用附子配干姜，以及甘草、人参等以挽回欲绝之阳气。如四逆汤、人参附子汤即是。

（1）肾阳不足，命门火衰，则用本品配肉桂、熟地等以补阳益元。如张景岳之右归丸的运用即是。

（2）寒邪入里，引致胸腹诸痛，则用本品配薏苡、粳米等以散寒而止痛。如薏苡附子散、附子粳米汤即是。

（3）风寒湿痹，致周身筋骨疼痛，用本品配桂枝。如桂枝附子汤、甘草附子汤即是。

此外，如配苍术可散寒除湿，配黄芪可温阳固表，配麻黄则温经发汗等，例子要举，似乎还很多。

如果患者寒热夹杂，那么，同样可以附子与寒凉药配伍，而成一寒温并治之法，如配大黄，则温阳而又通便；配黄连则扶阳以泻热。成方如，温脾汤、附子泻心汤，便属于这种寒温并用的例子。

在前人运用配伍之妙的启发下，余个人则常用如下的方法，倒也收到颇为满意的效果，试举数例如下：

（1）湿热证，湿重于热，而湿邪始终不化，致身热始终不扬，舌苔腻白，脉来濡缓，虽未必即称"湿盛阳微"，但因为湿毕竟属阴邪，湿邪之未化，实由于阴邪之作祟，此时倘于芳香化浊之剂中，少参附子以振奋阳气，则往往湿开而热透。只是为医者要善自掌握湿热偏重之时机，用所适用。

（2）湿温后期，邪热已退七八，但患者舌质淡而少苔，食欲不振，或大便微溏，四肢困乏无力，脉来濡细，此时当健脾启胃，参以廓清余邪，此时加附子于其间，以振奋脾胃之阳气，则疗程当可相对缩短。

（3）肥人多湿，每多气短而无力，此种患者，多用化湿而益气，倘加附子于其间，以推动其阳气，往往阳气一振，则气虚湿郁等症状亦可得到缓解。

（4）发热由乎气虚，外证热势散漫，而舌淡少苔，脉虚细而无力，可于参芪中合附子、龙牡以收敛阳气，只要审证明确，每可收到满意的效果。

（5）眩晕一症，一般多责之于肝，然亦有因痰因瘀等种种因素者。如脾肾之阳不振，浊气上升，亦足致眩，则须以附子振奋肾阳，并配以豁痰开蒙之药，往往肾阳得振，则眩晕一症，随之缓解。

豁痰开蒙可配以半夏、天麻、菖蒲，有谓半夏反乌头，与附子相伍，宁非矛盾？其实仲景即有附子粳米汤，可见此种配伍法，已见诸前人文献，并不矛盾。

附子之效，难以一一尽举，变通而用之，即有若干热象，亦不避用，总在临证视其时机，配伍得宜耳。昔舒驰远取石膏与附子同用，以治天庆班小生之患痫，亦可说是附子之化裁运用之一例也。

案 周某，男，75岁，曾为一酒店厨师。

1960年春间患感，恶寒发热，舌苔薄黄而少津，脉来沉细无力，精神虽不振，然神志清明，此由中阳不运，不能托邪，致津少上承，是以舌虽干黄，质不红绛，必须予以扶其正气，温其中阳，俾得邪从外达。不然，则呃逆连连，亦可接踵而至也。

参须（另炖）10g，熟附片（先煎）10g，生熟甘草（各）3g，防风2g，葱白10g。

嘱其姑服1剂，1剂后，脉沉以起，舌淡黄有转润之象，神色稍振，诸症依然，乃于前方之参须、附片各改为6g，再接服1剂。

1剂后，险象见退，犹然发热恶寒，乃改用葱豉桔梗汤数剂而收功。

白虎不适用于邪已入胃之证

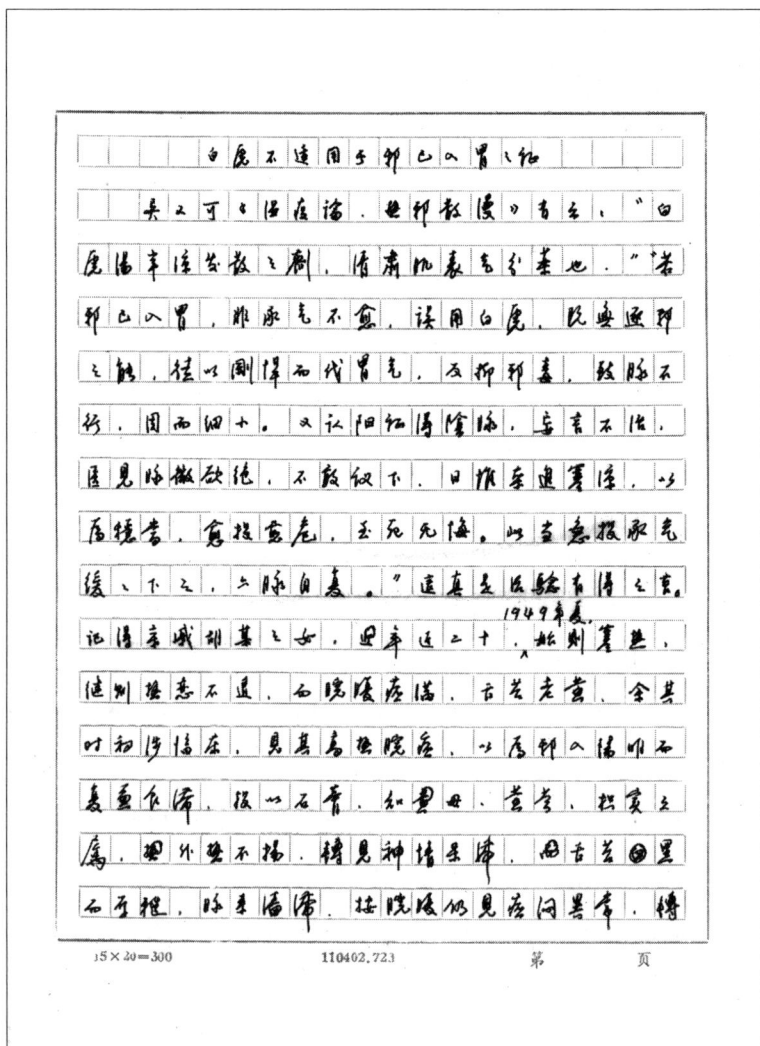

吴又可《温疫论·热邪散漫》有云："白虎汤辛凉发散之剂，清肃肌表气分药也，""若邪已入胃，非承气不愈，误用白虎，既无逐邪之能，徒以刚悍而伐胃气，反抑邪毒，致脉不行，因而细小。又认阳证得阴脉，妄言不治，医见脉微欲绝，不敢议下，日惟杂进寒凉，以为稳当，愈投愈危，至死无悔。此当急投承气，缓缓下之，六脉自复。"这真是治验有得之言。

记得亲戚胡某之女，年近二十，1949年夏，始则寒热，继则热恋不退，而脘腹痞满，舌苔老黄，余其时初涉临床，见其高热脘痞，以为邪入阳明而复兼食滞，投以石膏、知母、黄芩、枳实之属，外热不扬，转见精神呆滞，舌苔黑而厚糙，脉来涩滞，按脘腹仍见痞闷异常，转侧不利，延同道江若愚、章志尧两先生会诊，谓此系暑邪兼滞，邪已入胃，前方黄芩、枳实尚无大谬，惟膏、知用得太骤，是以外热不扬而神呆舌黑也。为今之计，惟有取承气以下其胃中积滞，而暑多挟湿，复配以凉苦以导达其郁热，庶可使积滞去而热清，于是处方用生锦纹、玄明粉、川黄连、川厚朴、炒枳实、淡黄芩等，1剂后，下黑燥之粪屎数枚，复以原方再用1剂，而得畅便，而脘腹之痞满顿解，舌苔转为淡黄而薄腻，脉来濡数，乃改用分解湿热之剂，如藿梗、菖蒲、佩兰、连翘、黄芩，以及赤苓、苡仁之属，不数剂而留恋之热得解。可见，又可白虎误用有反抑邪毒之说之不谬。

近年读《温疫论》诸评释，于此段仅作随文敷饰，没有特别提出白虎与承气之运用，竟有不得含混而如此者。余由于有这一段经历，所以对又可"热邪散漫"一节就特别引为注意了。

清·赵翼有云："同阅一卷书，各自领其奥。"前辈医家不轻易谈著述，有的甚至不是著述等身，但其言论却是值得反复去验证的。

过去有的医生，为保医名计，见病势稍重，即多防变推诿之辞，甚至诿为不治，其中很有一部分，要说起来是被耽误了的。

量体裁衣

——前辈医家论用药

用量体裁衣来说明一个医生的处方用药，是很形象妥帖的比拟。王孟英云："用药治病，贵如量体裁衣，据死方以治活病，有剖分古辙也。"经论似为死书，似乎毫不足畏事，问题载在于怎样去通用。近代教育主张把读书叫作"用书"，这是很有道理的。这个道理也同样适用于中医同志。

像似王孟英那样看法的医有无数的。张山雷他认为古人制方，本以立法，未必仅型，医于临用之时，据体裁衣，随病人之体气，而酌的重度，审择增损，斯作敌人死子室守之间呆执莫用，我对这率来通行于中医教习上的呆选法是看不惯的。至评那坐守在用在专他材用量体裁衣来说明一个医家的处方用药，是很为恰当的比拟。王孟英云："用药治病，须知量体裁衣，执死方以治活病，有利必有弊也。"熟读几句死书，似乎并不是难事，问题就在于怎样去运用。近代教育家陶行知先生把读书叫作"用书"，这是很有道理的，这个道理也同样适用于中医同志。

持王孟英类似观点的还有近代的张山雷，他认为古人制方，本是立以大法，示以仪型，须于临用之时，相体裁衣，随其人之体质，而斟酌量度，审择增损，并非教人死于字句之间，呆抄呆用。

余对近年来通行于中医教学上的多选题是有看法的，觉得那些方法用在其他学科也许可以，用在中医教学上就不完全适合。

再就是，运用统计学的方法来总结某一方的疗效，也觉得并不完全都可信，因为精神因素、气候因素等都无法统计进去。至少，其方法当有改进的必要。

过去听一位同志说一故事：有一外国人，看到中国厨师会做菜，于是笔录下来，即盐用几许，酱加几许……结果做起菜来并不理想。他是用这来比拟针灸须有相应的手法，手法，针灸书上虽有记载，但无法具体，还得要自己去亲身多多体验。针灸是如此，其他气功等更是这样的吧？

前人有云："读书十年，天下无可治之病；临证十年，天下无可读之书。"意思还是一个，无非是说明读书贵在能用，生搬硬套不行。

赵晴初《存存斋医话》有云："学医犹学奕也，医书犹奕谱也，世之善奕者，未有不专志于奕谱，而后始有得心应手之一候。然对局之际，捡谱以应敌，则胶柱鼓瑟，必败之道也。医何独不然，执死方以治活病，强题就我，人命岂何堪哉？故先哲有言曰：'捡谱对弈弈必败，拘方治病病必殆。'"

顺便谈一谈古方所载的药量，这也是仅供参考，不是呆抄呆用。还是引张山雷的说法：近贤定方，间有不载药量者，欲其能自变化，庶几活泼泼地，运用无穷，其诱掖后进，用意是很深的。余是主张教材等应标明药量，但自己读这类书，常是只留意某些特殊的药量，一般的就略而不去注意了。

医理钩玄

一 老 — 旬 — 读 — 医 — 随 — 笔 —

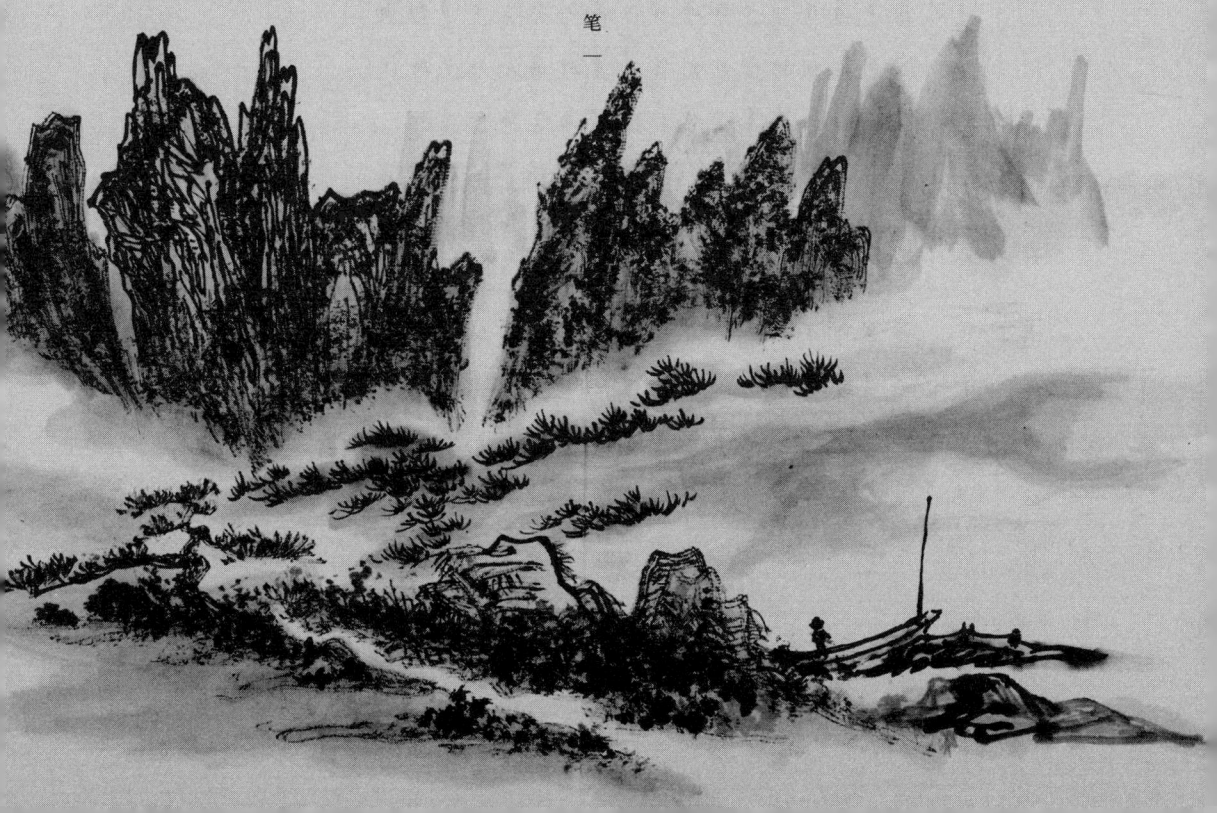

释"诸禁鼓慄，如丧神守，皆属于火"

释"诸禁鼓慄，如丧
神守，皆属于火"

　　"诸禁鼓慄，如丧神守，皆属于火。"是
《　　素问·至真要大论》病机十九条内容之
一。"病机"即病变的机要，亦即关键之所在。
《素问》运用了十九条实际罗列了三十多种病
变，运用格式简和繁如字体，采列甚加以个析归
纳。尤为卓越者（例如全列完整编如中如
"诸病枯涸，干劲皴揭，皆属于燥"色一内容)
但在两千多年前，对人体诸病能有这样说识，
也是至不简单的。

　　笔者由于诠译这段经文，受译按课以之限
制。仍表意吞吐合。可少在这里再来以此恍
现有载末候、"诸禁鼓慄，如丧神守，皆属于
火"这一内容。

"诸禁鼓慄，如丧神守，皆属于火。"这是《素问·至真要大论》论病机的内容之一。

"病机"即病变的机要，亦即关键之所在。《素问》运用了十九条，实际罗列了30多种病变。运用执简驭繁的方法，来对其加以分析归纳，虽尚未能尽善（例如，金·刘完素便从中加了"诸涩枯涸，干劲皴揭，皆属于燥"这一内容），但在两千多年前，对人体发病能有这样的认识，也真是不简单。

余由于讲解这段经文，受讲授课时之限制，仍觉意犹未尽，所以在这里再来加以述说，现在就来谈谈"诸禁鼓慄，如丧神守，皆属于火"这一内容。

"禁"即口噤，亦即牙关紧闭。"鼓慄"即鼓颔发战，即恶寒而战慄。"如丧神守"指神情不能自安。这些病状出现在临床，多见于瘟疫等险候，医者如果没有经验，或措施不力，一经误诊、误治，均足误人。

金·刘完素对此病别有心得，他运用"伤寒六经传变，皆从火化"的理论，认为火热过极，可以反其胜己之化，即火极似水，亦即内真热而外假寒（当然不等于就是热深厥甚，但也可以有那样转化）。

治法，必须迅速透热外出，或配合刺曲池、委中出血等，措施得力，能希望立雪所苦，挽回危局，如果惑于"有一分恶寒，便有一分表证"之说，见病者有战慄鼓颔之候，误予辛温发表，其后果将不可胜言。

但前人对此证，持论毕竟还是原则，医学发展到后来，认识越清，论述越细，试引清·余师愚论疫的若干内容来看：

"头痛目痛，颇似伤寒。然太阳阳明头痛，不至于倾侧难举，而此则头痛如劈，两目昏瞀，势若难支。总因火毒达于二经，毒参阳位，用釜底抽薪法，撤火下降，其痛立止，其疹立透……

骨节烦疼，腰如被杖，骨与腰皆肾经所属，其痛若此，是淫热之气，已流于肾经……

热宜和，不宜燥，若热至遍体炎炎，较之昏沉肢冷者，而此则发扬，以其气血尚堪胜毒，一经清解，而疹自透，妄肆发表（指辛温表散之药），必至内伏……

有似乎静而忽躁，有似乎躁而忽静，谓之静躁不常，较之癫狂，彼乃发扬，而此郁遏……

初病周身如冰，色如蒙垢，满口如霜，头痛如劈，饮热恶冷，六脉沉细，此阳极似阴，毒之隐伏者也。重清内热，使热毒外透，身忽大热，脉转洪数，烦躁谵妄，大渴思水，证虽枭恶，尚可为力……"

作者在这里，始终是从他别有会心的清瘟败毒饮一方来化裁运用的，而大剂石膏的运用，是余氏力挽危局的手段。

对疾病的诊断，总是越完备越能对其认识清楚。在今天，如果能通晓西医学，或者具有中西医结合的条件，那么，对某些病发仓猝者的抢救，当可减少不少失误。如，现时某些地区对流行性脑脊髓膜炎中的败血症型以及休克型的处理便是例子。

对《伤寒典》外感病几个问题的再研讨 ①

　　《景岳全书·伤寒典》对于外感病有着一套极其精辟的见解。余过去曾撰有《谈张景岳对外感病的认识与发挥》一文，现在就其中几个问题，提出来再作进一步讨论与研究。

一、论战汗

　　战汗一症，仲景书本已论及（如谓："太阳病未解，脉阴阳俱停，必先振栗，汗出乃解。"近人恽铁樵认为此即战汗），但语焉不详。清·叶天士《温证论治》将战汗的过程作了较详细的描述，于是治温病者相率注意到战汗。

　　其实，在叶氏以前的张景岳，对此便有他的独特见解。首先，张氏认为病之所以会有战汗，邪炽是一个方面；另一方面则是由于本气之虚，如本气不虚，则汗出而不作战。再就是虚有微甚，本气虽虚而尚有余力鼓邪外出者，方能作战汗。若虚甚而不足以抗邪，则虽欲作战汗而不可得。

　　因此，他又进一步将战与栗作了区分，"战由乎外，栗由乎内"。当外邪入侵，其人本虚，邪与之争，微则为振，甚则为战，正能胜邪，则战汗而

① 本文原刊载于《安徽中医学院学报》（现更名《安徽中医药大学学报》）1989年第3期。原文"论厥""论两感"部分因与他文有重复，故作删减。

解。但如邪气肆张，正气不足以抗邪，则只是栗而不战。栗是逆候，乃邪盛正虚之象。所以战为邪解之征，栗却提示病进。

根据张氏这种认识，因此在治法上，战要扶其胃气，助其津液，因势而利导之即可；栗得温补回阳，非拨乱反正不为功。

叶天士论战汗还只是提到邪留气分，可冀其战汗透邪。其实，邪入下焦，用复脉以益阴得战汗而解者亦常有之。王九峰之治验，吴鞠通之《温病条辨·下焦篇》的记载，都说明对本气之虚者，只要能益阴气以托邪，还是能有战汗而解的机会的。

景岳尝治一衰翁，年逾七旬，患感证初起即用扶正，调理至十日以外，忽而作战，复取六味回阳饮，终至战汗而解。所以，景岳认为，人谓扶正可以敛汗，其实扶正也可以发汗，汗之出与敛，其关键在于元气为之枢机而已。

二、论动气

动气一症，即筑筑然动于脐旁及左乳下虚里部位的一症状，《难经》以脐之上下左右分属心肾肝肺四脏，而各列其证。《伤寒论》对这一症状有详细的记载。金·成无己释动气，谓"动气者，脏气不治，正气内虚也"。说明动气出现，是一种虚弱的表象，值得注意。

张氏认为，动气出现在脐旁，其本在于下焦阴分不足，其动之微者，止于脐旁上下，甚者连及虚里心胸，真若春春连续而浑身皆为之振动者。其故，由"天一无根"，以致真气不能蓄藏而鼓动于下，此为真阴不守，是一种大虚之候。诊查的方法，只要注意其呼吸饥饱之顷，凡阴虚而致动气，饥时为甚，饱时则缓，虚甚者动亦甚，虚微者动亦微。

动气见于杂病固多，见于外感者亦复不少，仲景有见及此，将其列为汗、下之禁忌证。凡症见动气，则不可汗，亦不可下。熟玩《伤寒论》者对此应印象很深，仲景书对此未详治法，仅于霍乱条中有脐上筑者，肾间动气也，用理中丸去术加桂以治之语，其意在照顾脾肾。张氏则认为，此时惟直救真阴，使气有所归，往往获效。据此，则《温病条辨》中复脉诸方，或可作为救治动气之主方。

动气，是一个具有诊断意义的证候，目前除研讨《伤寒论》而外，一般临床医生，少有谈及，其实，如能在这方面做些研究，探讨其机制，为处理内伤或虚人患温，补上这一章，以完善阴津阳气之顾护，将是一件有意义之事。

三、论两感

《伤寒典》中曾引张氏门人钱祯对两感的一段分析，两感是指表里同病，人们一般只注意到外邪一个方面，其实并不全面，确切地说，由于内外俱伤，而成两感。例如，太阳与少阴同病，往往由于少阴先溃于内，而太阳继之于外，此即纵情患欲的两感；阳明与太阴同病，往往是太阴先伤于里，而阳明重感于外，此即劳倦内伤、饮食失调之两感；少阳与厥阴同病，往往是厥阴气逆于脏，而少阳复病于腑，此即七情不慎，疲筋败血之两感。都不是仅仅外邪一个方面，有了内外两方面的因素，所以两感证病都较重。

这一看法，得到张氏之首肯，实即张氏医学思想的运用。张氏认为"其言最切，而发前人所未发，足以指迷"，所以将其附于论两感之末。

从张氏这一看法，能不能这样认为，凡病涉三阴，而病发急剧，除注意其邪势外，本气之虚，要同时考虑。前辈于此处体会殊多。如，柳宝诒治伏温内发，便注意到这一方面，其经验，应予吸取。

从以上提出的三个方面，大体可以看出，虚人患感，住往症情比较复杂，而变端殊多，或由闭而转脱，或得以战汗透邪而其人本气仍虚，或脐旁动气而其本在于下焦真阴之不足，或内外俱伤而为两感。所有这些，说明治之者须注意虚与实两个方面，忽略了任何一方面都不行。

一般治温者，比较注意清热透邪诸法的运用，有了神志变动会考虑到息风及开窍，但对实证转脱的病机每多忽略，等到考虑补救往往失去时机，这样，自然使一部分患者难以度过险关。

总之，对于前人文献，只要有可取者，亦当兼收并蓄，仲景、河间、又可、天士而外，也还有像景岳这样的医家，人们习于以其法治杂证，其实景岳对于外感，持论同样为中医学的一颗明珠，不容废弃。

张景岳对动气的认识与处理

张景岳对动气的认识

动气，仍系心扶动于脐旁及左乳下的鸠尾部位的一种症状，相当于现时解剖学的认识。这鸠尾这个部位即相当于心脏区。在《难经》里，以脐之上下左右分属心肾肝肺四脏，而右列其证。如该书十六难略谓左肝、右肺、上心、下肾，而言脐属脾脏。《伤寒论》对这一症状有详细的记载。而将其列属运用温汗下诸法的禁忌证。金鼎无己释动气云："动气者，脏气不治，正气内虚也。"他所说的"不治"，即指不能"治理"，即不能发挥正常功能之意，义至明显的。总之，动气的出现，是一种虚弱现象，值得注意。

在张景岳的《伤寒典》诸书里，曾指列动气出现在脐旁，其病者于下焦阴分之不足。临动气，即筑筑然动于脐旁及左乳下的虚里部位的一种症状。按照现时解剖学的认识，虚里这个部位即相当于心前区。

在《难经》里，以脐之上下左右分属心肾肝肺四脏，而各列其证。如，该书"十六难"略谓左肝、右肺、上心、下肾，而当脐属脾。《伤寒论》对这一症状有详细的记载，而将其列为运用汗下诸法的禁忌证。

金·成无己释动气云："动气者，脏气不治，正气内虚也。"他所说的"不治"，即指不能"治理"，即不能发挥正常功能之意，义至明显。

总之，动气的出现，是一种虚弱现象，值得注意。

在张景岳的《伤寒典》诸书里，曾提到动气出现在脐旁，其本在于下焦阴分之不足。临床上，凡关格、劳损诸虚候，最易出现，不仅是伤寒外感挟虚之证，凡动气之微者，止于脐旁上下；甚者，则牵及虚里心胁。若连续而浑身皆振动的样子，其病机由于"天一无根"，故气不能蓄藏而鼓动于下，致真阴不守，而成此大虚之候。

诊察的方法，只要留意其呼吸饥饱之顷，凡阴虚而致动气，饥时为甚，饱时稍缓，呼出为甚，吸入稍缓，虚甚者动亦甚，虚微者动亦微。从其发病的情况本身来看，亦足以说明其为虚了。

有的患者，也感觉到这些部位是在振动，但因无痛楚，也就不认为是有什么病，医者也就没有注意到这一方面的诊断意义了，然而这却是一不得忽视的症状。

动气见于虚损关格诸候固多，见于伤寒外感也不少。仲景有见及此，但只将其列为汗下诸法之禁忌证，而未列治法，张氏体会，此时惟有直救其阴，以培根本，使气有所归，则可一挽危局，这一经验，是非常宝贵的。

近读近人姜春华《伤寒论识义》，于《伤寒论》对汗后心下悸、脐下悸等之治法，引日人山田氏的说法，认为该书六十四、六十五两条，所谓"发汗过多，其人又手自冒心，心下悸，欲得按者，桂枝甘草汤主之。""发汗后，其人脐下悸者，欲作奔豚，茯苓桂枝甘草大枣汤主之。"实即对动气之处理，故对于动气之出现，仲景书还是列有治法的。

不过，医学总是在不断地发展，景岳提出的培补真阴，如他创制的金水六君煎、左归、右归，以及吴鞠通的加味复脉汤等，实更完善了仲景治法。

从张景岳论阳厥转阴得到的启示

——外感病正虚邪陷的处理

处理外感病，无论是采用张仲景的六经辨证学说，还是后世的卫气营血学说，顾护阴津阳气，都是一个不可忽视的问题。重温《景岳全书·伤寒典》诸篇，发现景岳在这一方面很有会心。章真一书报其精闢的见解，华岳曰主曾撰有《张张景岳对外感病的认识与发挥》一文，现就其中论厥一节重在这里来谈一谈。

自来论厥，多以辨别阳厥与阴厥为首要。因此除病机多移于危重阶段。而阳厥与阴厥颇多类似之处，两者一经误治，处理不当，则变生俄顷。但问题是，阳厥与阴厥之间，又多绝处理外感病，无论是采用张仲景的六经分证学说，还是后世的卫气营血学说，顾护阴津阳气，往往是一个不可忽视的问题。重温《景岳全书·伤寒典》诸篇，觉景岳在这一方面别有会心，有着一套极其精辟的见解。余过去曾撰有《谈张景岳对外感病的认识与发挥》一文，现就其中论厥一节再在这里谈一谈。

自来论厥，多以辨别阳厥与阴厥为首要，因此际病机多趋于危重阶段，而阳厥与阴厥颇多疑似之处。两者一经误诊，处理不当，则变在俄顷。但问题是，阳厥与阴厥之间，是否绝无转化之可能呢？

在前辈医家中，颇有把这个问题说得绝对化了的。试举清·喻昌《寓意草》中论厥的一段为例："凡伤寒初起发热，煎熬津液，鼻干、口渴、便秘，渐至发厥者，不问而知为热也。若阳证忽变阴厥者，万终无一，从古至今无一也。"

喻氏这段话的前一部分并没有错，问题就在于"若阳证忽变阴厥者"以下的几句，似乎把问题说得绝对化了。喻氏是清初一大医家，其论"秋燥"、论"治疫应着重于解毒"诸篇，见解卓越，为后之治温诸家所首肯。而论"先议病，后议药""与门人定议病式"等，无论是作为一个医生或学人，其诊治患者的高度负责，治学态度的严谨不苟，都为人们树立了良好的榜样。

但对论厥这个问题，在他以前的张景岳，持论却比较客观。景岳认为，阴厥一证，如果全无阳证阳脉，则归属阴候，一般辨证不难，要引起注意的倒反而是阳厥，阳厥一须与阴厥相鉴别，二是阳厥也还有转化为阴厥的可能。因病在阳经，而中阳素虚，或病中寒凉攻伐太过，使正气不能托邪，这样，纵然在病位上还可归属阳经，却已经有阴经证候的成分了。如果辨证不细，仓猝投药，就很可能疗热未已，寒从内生。

所以张氏认为，四肢为诸阳之本，如症不见烦渴胀实，而脉弱无神，又见厥逆，纵然尚有若干热象存在，亦当考虑其人阳气的不足。故虚人感邪，虽自阳经传入，亦不可拘定于先有头痛、发热等症，而以"传经属热"一语印定眼目。

我们结合临床实际来分析，阳厥常与闭证伴随而至；而阴厥实即脱之先兆。景岳阳厥转阴之说，实即提示了闭证可以向脱证的转化。这一论点，不断为后之治温者证实。

较早的有清·俞根初的《通俗伤寒论》云"邪陷正虚内闭外脱例""热深阳郁外闭内脱例"，说明邪气内陷营血，但正气不支，以致舌红燥而欲伸无力，手足厥逆而气短息促，或脉见浮数而重按则濡数无力，均须于开闭之中，兼以固脱。而现时对急性感染性疾病的处理，大量的临床资料，也说明厥证可以向脱证转化，故临床上虽只见厥，亦须考虑到脱证可能接踵而至，必要时须酌加固脱之剂。

例如，现时有些地区搞中西医结合，对暴发型"流脑"注意了败血症休克的处理，对流行性出血热于发热期便注意到低血压期的出现，而预为防范，便是例子。

总而言之，一般对感证处理，透表、清热诸法易于被接受，有了神志变化会考虑到开窍、息风诸法的运用，但对由闭转脱的发病邪机，往往不甚了了，等到考虑到补救，常是失去时机，这样，自然使一部分患者难以度过险关。

余早岁行医乡里，习于以叶、薛、吴、王以及雷少逸之法治外感，后来该地区渐渐成为一严重血吸虫病流行区，所治患者，每多脾肾阳气不足，即患感证，亦不典型，往往虚实相杂。这就使余渐渐注意到张景岳之书确有指导意义。乡先辈中运用其法而愈病者就不乏人，嘉道间程杏轩先生就是其一。

故对于前人著作，只要有可取者，亦当兼收并蓄，仲景、河间、又可、天士而外，也还有像张景岳这样的医家，人们习于以其法治杂证，其实景岳对于外感，其持论同样有独到之处，是不容废弃的。

　　必须说明的是，在《伤寒典》诸书中，虽也有不少论及三阳病的内容，他所倡的"五忌""六要"，说明他并不是主张一味扶正，一味用补的。但从总的方面来说，这方面就显得分量很不够，持论也少有发挥。故读其书者，应该看到其不足的一面。如果持《伤寒典》一书，以为"道在是，是亦足矣"，便不是余写作本文的本意了。

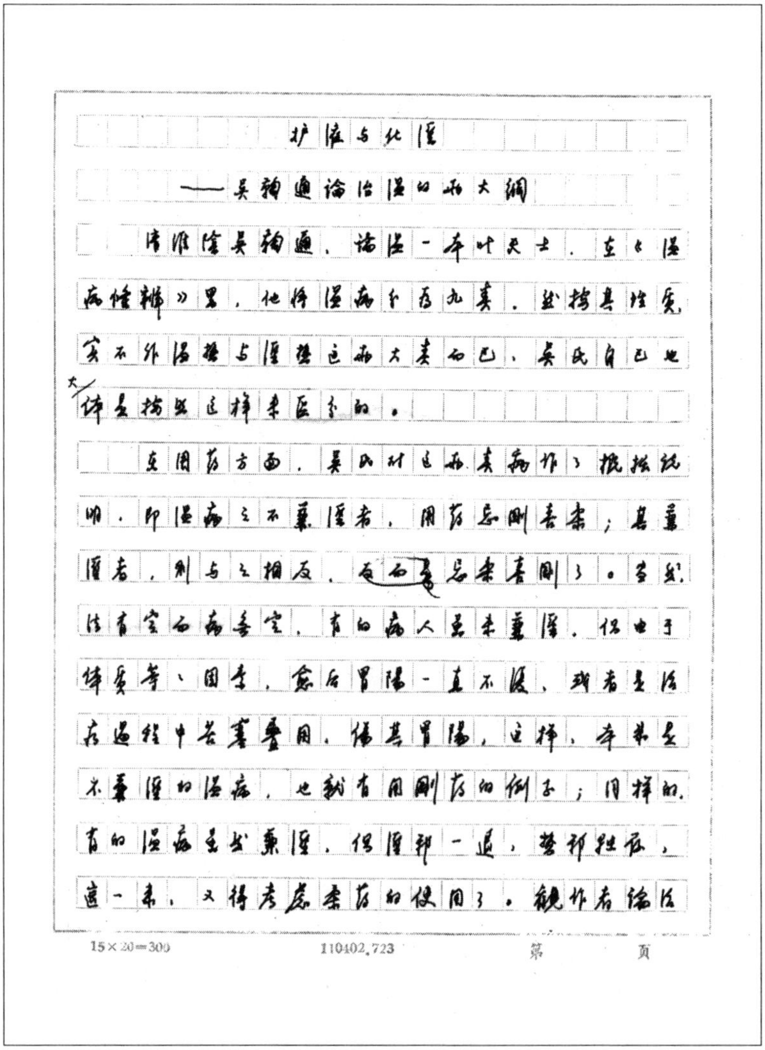

护液与化湿

——吴鞠通论治温的两大纲

清·淮阴吴鞠通，论温一本叶天士，在《温病条辨》里，他将温病分为九类。然按其性质，实不外温热与湿热这两大类而已，吴氏自己也大体是按照这样来区分的。

在用药方面，吴氏对这两类病作了概括说明，即温病之不兼湿者，用药忌刚喜柔；其兼湿者，则与之相反，忌柔喜刚了。

当然，法有定而病无定，有的患者虽未兼湿，但由于体质等因素，愈后胃阳一直不复，或者是治疗过程中苦寒叠用，伤其胃阳，这样本来是不兼湿的温病，也就有用刚药的例子；同样的，有的温病虽然兼湿，但湿邪一退，热邪独存，这样一来，又得考虑柔药的使用了。

观作者论治温，于这两个截然相反的方面——即护液与化湿发挥得特详，别具心得，真可说是全书之精华所在了。

现在，就吴氏所论温热、湿热这两类温病的处理简谈如下：

一、温热类

这一类病强调的是护液。作者对《素问》"实其阴以补其不足"一语作了发挥，认为阳盛则阴衰，泻阳则阴得安其位，而泻阳之有余，即所补阴的不足。温病处理得当与不当，预后之良恶，也常以津液之存亡为准则，所谓"存得一分正气（阴津），便有一分生理"。吴氏书以三焦分证，观温病的全过程，其处理，无不围绕着"护液"这一前提而来。

例如，温病初起透邪三方①，均为辛凉之剂，在作者看来，温病本易耗阴，而汗又为人体五液之一，如初起误予辛温之剂发汗，汗虽出而必张其焰，这不就奋为贼立帜，起着更坏的作用了。但温病虽然忌汗，却又必须借汗以为出路，怎么办？辛凉透邪之法足以适应，轻者桑菊、银翘；重则白

---

① 即桑菊饮、银翘散、白虎汤三方。

虎。视发热、口渴的轻重程度而予以选用。

三方中，银翘散实为处理温病初起的第一方，因为其最具代表性，而一般温病初起，也以本方最为适合。本方之妙，虽系透邪，也是预护其虚，纯然清肃上焦，不犯中下，无开门揖盗之弊，而有着轻可去实之能，用之得当，往往取效。

银翘散属辛凉平剂，如症状轻微，连银翘散都用不上，可取辛凉轻剂之桑菊饮。如症状很重，比如说，表现为脉浮洪、舌黄、大渴、面赤恶热等，连银翘散也拿不下，就得采用辛凉重剂之白虎汤。

吴氏谓"白虎剽悍，邪重非其力不举"，但如用之不当，又足偾事。他曾列举了脉浮弦而细、脉沉、口渴而汗不出为运用本方的禁忌证。

因为这些证候的出现，不是表未解，即系里虚，或者是尚未至气分大热的程度，所以白虎汤忌用。吴氏在后文还补了一句："常须识此，勿令误也。"意即使用时要对之引起注意。

又例如，病至中焦阳明，是为外感病的极期。此而失治，则液涸风动等变局，可以接踵而至。故如何把好阳明关是一大关键。吴氏于此际治疗，颇多精确之论，是以补前人所未备。

阳明病须审其在经在腑，在经者仍可用白虎汤之透泄（白虎实为肺胃两经之方，上焦肺热重可用，中焦阳明胃热却为正用之方）；在腑者就须通腑撤热，鞠通对此有如下论点：

（1）病之不大便，不出热结、液干二者之外。如症见热结在里，尚可假手于"承气"一下；但如阴干液涸，而成一半虚半实之证，则承气就不可混施。

他曾创增液汤一法，取玄参、麦冬、细生地之咸寒甘苦，以补药之体，作泻药之用，既可攻实，又可防虚，是一种寓泻于补之法。

也有的患者一面液涸，但胃燥过甚，非单用增液所能下者，则以增液合调胃承气，名增液承气汤，均与《伤寒论》阳明、少阴之急下不同。

（2）下后邪气复聚，有可能再度用下，吴又可、戴北山均有再三用下之例。但鞠通认为：下后虚邪，与未下实邪毕竟不同，而必须刻刻护其津液，如不得已，可与增液，而不可轻易投以承气。

（3）病至阳明而神昏谵语，倘为阳明与心包俱病，就不得徒持攻下一法，而必须同时开其窍闭。他曾创牛黄承气汤[①]，或用牛黄丸（用牛黄也能通大便），如不大便，再用调胃承气。慎用攻下，也就是为了护液。

（4）已下之后，下一步便是如何复其阴，吴氏曾创益胃汤（即增液以玄参易沙参，再加冰糖、玉竹），意在胃阴复则气降得食，且可免液亏燥起，而或干咳、身热之怯症。

吴氏除对里实用下有如上看法外，尚有两点应该注意：

一是因液少而溺少，务在滋其液，而不得利其小便，否则必将重伤其液。

二是对苦寒之药要慎用，苦寒虽能泻火，却更劫其液，上述方药都是甘寒之剂。也有用苦寒的，须甘苦合用，如冬地三黄汤，其中甘寒十之八九，苦寒十之一二，可想见其对苦寒之慎用。

温病如没有把好阳明这一关，进一步必然由上及下，由阳及阴，而伤及肝肾之阴，复肝肾之阴以复脉汤为主方，这是一个咸寒之剂，务在急救肝肾之阴，不仅是肺阴、胃阴的问题了。

观吴氏对温热类病的处理，无不以顾护津液为第一要义。当然，在发病过程中，尚有其他兼证与夹证处理，那是另外一回事了。

---

① 方出《温病条辨》卷二。组成：安宫牛黄丸二丸、大黄末三钱。用法：将安宫牛黄丸化开，调下大黄末。先服一半，不知再服。功效：清热开窍，通便泻火。主治：阳明温病，下之不通，邪闭心包，神昏舌短，饮不解渴者。

二、湿热类

这一类可以湿温为代表，并及于寒湿证。湿温的发病季节是长夏，也可以发于深秋或冬日。发病较慢，故鞠通认为"湿温较诸温病，势虽缓而实重。"

湿温初起治法，可以三仁汤①为基本方，此方轻开上焦之肺气，气化则湿化，配以疏中渗利，使湿开热透，而病亦渐解。切不可惑于某些疑似证，不加分析，而妄用发汗、攻下或清滋以致酿成种种变证，而病反不解。故忌汗、忌下、忌清滋，是为湿温之"三忌"，而芳化、苦燥、淡渗是为本病之常用法。只是视其湿与热之孰为偏重，而相机用药，以为某一时期之重点就是了。

湿温的证候，表现于上焦的比较短暂，而主要是中焦，故湿温病的各种治法，当于中焦求之。这倒不是由于病在上焦失治而传至中焦，而是由于脾胃本身运化水谷之能退减，而生内湿，与外来之湿内外相感，然后发病。所以湿温证以脾胃证候为多。

湿入中焦，有因湿蒸热郁而为热湿；也有因湿邪过盛，戕害了阳气而为寒湿的。故其书虽论温，却以寒湿与热湿并列。

湿之伤人，有伤脾阳，有伤脾阴，有伤胃阳，有伤胃阴，也有两伤脾胃。其中伤脾胃之阳者十之八九，而伤脾胃之阴者十居一二。医者对这些都应该有所识辨，否则彼此混淆，治不中綮，那就达不到预期效果。所以吴氏又说："土为杂气，兼证最多。"要人们引起注意。

上焦之邪传至中焦，如果邪机尚浅，尚可借上焦为出路，用芳香而兼

---

① 方出《温病条辨》卷一。组成：杏仁五钱、飞滑石六钱、白通草二钱、白蔻仁二钱、竹叶二钱、厚朴二钱、生薏苡仁六钱、半夏五钱。甘澜水八碗，煮取三碗，每服一碗，日三服。功效：宣畅气机，清利湿热。

微苦微辛微寒之剂（如三香汤^①）即可，因为这方还比较轻清流动。如已传至中焦，则说明湿邪内踞较甚，《温病条辨》的加减正气散五个方证最足代表，观吴氏对五个方的化裁运用，说明其辨别湿与热亦毫不含糊。有人认为这方通治四时感冒，不看病之实际，吴氏对此极力反对。

前说湿热慎用苦寒，但在湿热合邪之证，寒能清热，苦能燥湿，一药而两擅其长。只要不是邪从燥化，苦寒之剂倒不必忌。

又，湿邪常以小便为出路，所以淡渗一法也常用，这一点倒也与温热类病不同。

湿温证一旦邪入下焦，如果是燥化伤阴而导致，则前说的复脉诸方可供参考。但鞠通于下焦病特地论述了"水流湿""湿伤于下"这一病机。意即少阴属癸水，湿之质也是水，故湿邪易于与肾水相合，而成水湿泛滥。故治少阴之湿，必须注意扶肾阳，使火能生土。又由于肾与膀胱相表里，故一面又须泄膀胱之水。

至于湿与厥阴的关系则是这样，水能生木，但邪水太过，则正水反亏，木反不生，木无生气，失其疏泄之性。故治厥阴之湿，要在恢复风木之本性，使疏泄功能正常为主。

吴氏有几句话，来说明湿温的发病情况："湿温一证，半阴半阳，其反复变迁，不可穷极。""施治之法，万绪千端，无容一毫执着，篇中所述，亦只举其一隅。"所以"下焦篇"论湿温，亦即一隅之举而已。

吴氏在本书中着重于湿热交混之候，而于湿从燥化、邪实阳明、内逼营分等，则多忽略。但观吴氏临证治案，则不乏湿邪转阳、气血两燔的例子，而治法一如温热，但亦须看到系由湿邪陷入这一点。

以上是关于湿热病的治法。我们可以看出，前者系以护液为第一，而后者

---

① 方出《温病条辨》卷二。组成：瓜蒌皮三钱、桔梗三钱、黑山栀二钱、枳壳二钱、郁金二钱、香豉二钱、降香末三钱。功效：清热化湿，芳香开郁。

则须顾护其阳气，而化其湿浊。护液与化湿，是为吴氏治温病的两大纲。

鞠通私淑天士之学，所主之方，大多采自叶案。叶氏之学，得鞠通整理发挥，使之更臻完善，而成一体系，为后来研究治温提供了良好资料。就这一点，也是应该予以肯定的。

陆九芝论治温

清代和陆懋修，字九芝。半生即肆意医书，积三十余年而著成《世补斋医书》。对仲景《伤寒论》作了深入地探讨。认为仲景《伤寒论》之"伤寒"即《难经》"伤寒有五"之伤寒，而非俗称"一曰伤寒"之伤寒。现时人们解释《伤寒论》，已认为"伤寒"了个广狭二义。我个人管见所及，首先石又比研辊郫硝地推生这一论点的作始于陆氏。陆氏又据《难经》伤寒有五"之说，指出了温热诸病垂不可以仲景书中求治法，从而驳斥了"仲景不知温热"之论。

陆氏归纳得了《伤寒论》诸方。认为一部《伤寒论》只有二种方：一为辛散，桂枝、麻黄诸方属之；一为寒泻，白虎、承气诸方属之。

清·元和陆懋修，字九芝，早年即留意医学，积三十余年而著成《世补斋医书》，对仲景《伤寒论》作了深入的探讨，认为仲景《伤寒论》之"伤寒"即《难经》"伤寒有五"之伤寒，而非仅指"二日伤寒"之伤寒。

现时人们解释《伤寒论》，已认为"伤寒"可分广狭二义。就个人管见所及，最先而又比较明确地提出这一论点的系始于陆氏。陆氏又据《难经》"伤寒有五"之说，指出了温热诸病无不可从仲景书中求治法，从而驳斥了"仲景不知温热"之论。

陆氏归纳了《伤寒论》诸方，认为一部《伤寒论》只有三种方：

一是辛散，桂枝、麻黄诸方属之。

一是寒泻，白虎、承气诸方属之。

一是温补，四逆、白通诸方属之。

发表诸方，唯桂、麻以及青龙为治正风寒之法；至葛根、芩、连，乃仲景用治温病之辛凉轻剂，为阳明初起之主方；如果病再进一步发展，而见阳明经、腑之证，自然非白虎、承气诸方莫属了。

至于温补诸法，只是用以救逆。在这里，陆氏分析了仲景用人参十八方，认为人参是补阴而非补阳，补阳应是姜附。那么，通常为什么认为人参补阳呢？这可能是混淆了气血阴阳的概念，人参补气，遂谓人参补阳，殊不知人参补的是气之阴，而并不是补气之阳。

为了驳斥"仲景不知温热"之论，陆氏提出了两个论点：

1. 释伤寒独取阳明

认为勘伤寒当先识阳明，阳明病能治，推之以治六经病就不困难了。而今之医家独不闻阳明治法，以致病之有法治者几至无法可治，所以他不得不独言阳明，意在使仲景治阳明之法深入人心，对《伤寒论》有一正确的了解。

在陆氏看来，病在阳明之经，虽大不大，一用芩、连、膏、知，即能化大为小；病到阳明之腑，不危而危，一用硝、黄、枳、朴，即能转危为安。

（1）证治之关键，首当察其汗。如汗出不畅达，或始终无汗，继而潍潍然者，只是邪气内炽之汗，而非病解之汗。故临证当问汗之有无，量之多少，以诊察邪之进退。

（2）再须注意诊察燥屎是否形成，小便之利与不利，脐腹之痛与不痛，矢气之转与不转。

（3）还有发热本身也有诊察意义，里热不同于表热，表热之热翕翕，里热之热蒸蒸。

（4）他如大烦大渴、昏沉谵妄、目不了了，或循衣摸床、撮空理线，或扬手掷足、恶闻人声，或口噤齘齿、背反张、脚挛急等，均为阳明邪实的证候。如应下失下，则阳实劫阴，进而热极生风，危在旦夕了。

2. 阐发胃热神昏之说

陆氏依据临证往往是胃热清而神亦清这一实际，推断神昏由胃热所致，于是阐发"胃热神昏"之说。认为人之病热，推胃为甚，胃热之甚，神为之昏，从来神昏之病，多属胃家。

陆氏以其说而驳斥了叶天士等"逆传心包"之论。批评当时某些医生，始则以豆卷、豆豉等不足发表者将病邪耽搁三日；继则以生地、石斛、麦冬、玄参之滋腻留邪者又三日；而后以犀角、珠、黄、至宝、紫雪之类，将本来未入心包之邪，一举而送入心包；迨心包既开，燥矢仍在，阴之将竭，卒不可为；终之以生脉、复脉辈以为养阴退热之举。孰知前此之邪热，非承气不能除，前此之津液，非承气不能保！

自陆氏之说之后，继起者有恽铁樵、陆渊雷，皆一崇其说而续予发挥，其于叶派，则持反对意见。如，陆渊雷先生曾谓："仆自从师实习以来，遇所谓温病者，未尝一用银翘、桑菊，亦未尝一遇逆传心包之证。有之，则银翘、桑菊之坏病耳。"为维护一派之学说，而对于持相反意见者力加驳辩，真可说是不遗余力了。

读过了《世补斋医书》论伤寒与温病诸篇，余个人的感受是：

（1）仲景之书，自西晋王叔和整理编次之后，历来一直是聚讼纷纭，人各一解。陆氏之书能独取阳明，阐发"阳明为成温之薮"之理，确实是道出此中精要所在，我们执其说去研治伤寒，除了其中某些至今仍被视为千古疑案而外，一般问题当可迎刃而解。

而历来医家，不管他是哪一派，凡被称之为擅治伤寒温热者，也往往是善于处理好阳明病，把好阳明这一关，石膏、大黄，用之得当，常是一两剂便能立雪所苦。

（2）然而，说"阳明为成温之薮"，也还有它的局限，因为不可能概括温病的全过程。陆氏却将顾景文等整理的叶氏手太阴肺和手厥阴心包说，以及喻嘉言所说的少阴肾，周禹载所说的少阳胆，舒驰远所说的太阴脾等学说，一概斥之为异端，显然是片面的。

（3）再就神昏一症而论，姑不论尚有痰热内蒙诸候，即由胃热而致神昏，仅治阳明，较之吴鞠通提出的阳明心包合治，则后者显然属于对仲景法的补充。

总之，认为仲景之书具有一定指导意义则可，认为治温之法尽在仲景书中则不可。自仲景至天士，都不能说对治温之法已做到尽善尽美，还须不断进行探索与总结。何能认为凡有悖于仲景之说，都一概斥之为异端，斥之为"谬种流传""十足罪恶"呢！

疏动其气机，而助其升降

——谈王孟英之用药特色

疏动其气机，而助其升降

——谈王孟英之用药特色

　　清医之治温病者，王孟英较晚出，然孟英始得以集其大成。有草医家，除宗法仲景而力诋后起之叶吴新说者外，对于孟英，几无间言。近代恽铁樵论医，对孟英即备极推崇，谓为"千古我无敌手。"恽氏此纪，很能代表不少治温病者之看法。

　　王孟英一生著述甚富，具《温热经纬》五卷，居清以来研习温病者可必读。有人认为此书与吴鞠通的《温病条辨》堪称姊妹篇。二者各具曲尽之妙。事实者论说之精辟，辩析之工细，在者实远胜于前者。

　　王氏亦译鞠通之论，惟力主"存津液"，而细论之远邪戍居下，而不围绕着"护胃"这清医之治温热者，王孟英较晚出，然至孟英始得以集其大成。前辈医家，除宗法仲景而力诋后起之叶、吴新说者外，对于孟英，几无间言。近代张山雷论医，对孟英即备极推崇，认为"亘古几无敌手"。张氏此说，很能代表不少治温热者的看法。

王孟英一生著述甚富，其《温热经纬》五卷，为清以来研习温热者所必读。有人认为，此书与吴鞠通的《温病条辨》堪称姐妹篇，二者有异曲同工之妙。其实，若论议论之精警，辨析之工细，后者实远胜于前者。

1. 王氏发挥鞠通之论，论温力主"存津液"，无论是透邪或清下，无不围绕着"护液"这一前提而来。而在治温的全过程中，注意患者的枢机气化，升降出入之机制，用药疏动其气机，微助其升降，手眼颇多独到。

杨素园云："孟英用药秘诀，为运枢机，通经络，无论用补用清，均不离此意，故能以轻药愈重病，为自古名家所难能。"

我们玩索王氏临证治案，这种"轻药愈重病"的例子真不少，而其中有些病，看起来并不是轻浅之证，但因为王氏会得枢机气化之理，而予以疏运之，通降之，升降之机一复，其病亦轻解其大半了。

（1）温病初起，用药力取轻清流动。王氏云："用药有极轻清平淡者，而取效最捷。"多数系指这一情况下用药而言，因气贵流通，而邪气扰之，则周身窒滞，失其轻虚灵动之机，此时剂之以轻清，则正气宣布，邪气潜消，而窒滞自通。如果蓦然投以重剂，药过病所，不但病不能去，而无病之地，反受克伐，那就反不利于患者了。

轻清灵动之法，足以愈病，甚至有时足以愈大病，在王氏治案中真是比比，例子不胜枚举。这可以说是王氏用药特色之一。

（2）温病邪从热化，阴津被劫，邪郁不达，倘审其为壮热口渴，脉洪大而长者，此时非辛凉重剂不足以杀其势，王氏继承前辈经验，擅用白虎以挽垂危，并根据实际，化裁白虎。

如，血虚加生地，精虚加枸杞，有痰加半夏，气滞加厚朴等。白虎在这位医家手里，真可说是运用自如了。

历来凡擅治温热者，莫不善于把好阳明关，王氏可称是善于把好阳明关的一人。观其论病，于病至阳明而用膏、知，论述特详，认为凡治感证，须审胃汁之盛衰，如邪已化热，当濡润胃腑，俾得流通，则邪有出路，而液不自伤。他曾以先人病温而自利，来论述这方面的教训。

彼时杭地诸医，执陶节庵之说，一见下利，辄用升提，提而不应，渐投温补，致病日以殆。后得浦上林先生诊视，云是伏温内发，误认为伤寒外感，以至于此。用药大致犀角、石膏、银花、花粉、鲜生地、麦冬等。一周服竣，病有起色，遂以渐愈。执陶氏之说者，就是因为不审气机之升降以治病，升提温补与病相左，自然"病日以殆"了。

王氏说他以后之究心温热，得浦上这位林先生治温之启发者实多。这是说病在阳明之经之治。

迨邪气一旦内结阳明，舌苔黄刺干涩，大便闭而不通，此时治法，亟宜下夺。不然，垢浊熏蒸，腐肠劫液，那就无法挽回了。

但不论是邪在阳明之经或在腑，甘凉濡润或苦寒下夺，其邪机，仍关系着气机之升降。王氏善于调整其关系，以之治阳明证，在经在腑，均能取得良好的疗效。如果说，前一阶段药用轻清，适合于"治上焦如羽"之旨，那么把好阳明关，立足于护胃，则恰合于"治中焦如衡"的要求。这可说是王氏用药特色之二。

（3）温病中，如，湿热时邪，如果其人脉证俱虚，前人常取东垣清暑益气汤，既清其暑，又益其气，王氏却认为东垣此方虽有清暑之名，而无清暑之实，实不足以解决临证中遇到的实际问题，故改用西洋参、石斛、麦冬、黄连、竹叶、荷杆、知母、甘草、粳米、西瓜翠衣等，既益其胃，又透其邪，实亦寓调整气机升降之义于其中，无不应手取效。此又为里热津伤者，别立一治法。

自王氏此方出，几夺东垣清暑益气之席，后之治感证者，相率采用王氏之方，而名其方为王氏清暑益气汤。此又为王氏用药特色之三。

（4）温邪之发，常不免有气、血、痰、滞等夹杂于其中。不注意这些因素，单从治温一个方面着笔，往往难以取效。

王氏云："凡视温证，必察胸脘，如拒按者，必先开泄。若苔白不渴，多夹痰湿，轻者橘、蔻、菖、薤，重者枳实、连、夏皆可用之，虽舌绛神昏，但胸下拒按，即不可卒投凉润，必参以辛开之品，始有效也。"这在临床上确不乏其例，有的患者"呃逆、苔腻、便秘、痰多"，或则"气逆欲死"，或则"善噫易吐"，或则"昏沉不语，肢冷为冰，目闭不开，遗溺不饮"，看似"严重"，实则痰滞等因素之为患。得理气化痰，或微下其邪滞，如小陷胸加味等，往往痰滞一化，而邪亦解。王氏治案中，于此处特别用心，值得读者注意。

有谓王氏于痰火一症别具匠心，往往用肃肺和胃，斡旋枢机以取效，实不为无见。

注意气、血、痰、滞之兼夹，不拳拳于论温治温，这可称是王氏用药特色之四。

2. 王氏论温，力主护液，却并不忽视其人阳气的盛衰，如果其人阳气不足，同样也须顾护其阳气。其注薛氏《温热条辨》便不乏此类论例；注叶氏《温热论》对涉及阳虚者也是如此。现在试举其临证治案一则说明：

"一何叟，年近八旬，冬月伤风，有面赤气逆烦躁不安之象，孟英曰：此喻氏所谓伤风亦有戴阳证也，不可藐视，以东洋人参、细辛、炙甘草、熟附片、白术、白芍、茯苓、干姜、五味、胡桃肉、细茶、葱白，一剂而瘳。孟英曰：此真阳素扰，痰饮内动，卫阳不固，风邪外入，有根蒂欲拔之虞，误投表散，一汗而亡，故以真武、四逆诸法，回阳镇饮，攘外安内以为剂也。"

然而，王氏生长于地近海隅的浙江，气偏湿热，又几经温病温疫之流行，而自明之赵献可、薛立斋、张景岳诸家之后，医家之崇尚温补者，相习成风，王氏早岁，亦曾一窥景岳之书，后来临证，"按法施治，辄为所困"。于是渐渐留意河间、又可、天士之学，而临证避温取凉，虽力在纠偏，实亦有不得不然者也。

王氏治学，力主追本穷源，而又注意能以实用为归，如研读《内经》"形肉已脱，九候虽调犹死"，领悟到"此人病，脉不病，不可据脉以断证也"，极力反对涉猎医书，不经临证，卒而著述，每多误人。

例如，其在《温热经纬》中云："《续医说》云：王宇泰谓圣散子方，因东坡先生作序，由是天下神之。宋末辛未年，永嘉瘟疫，服此方被害者，不可胜记。余阅石林《避暑录话》云：宣和间，此药盛行于京师，太学生信之尤笃，杀人无算，医顿废之……弘治癸丑年，吴中疫疠大作，吴邑令孙磐令医人修合圣散子，遍施街衢，并以其方刊行，病者服之，十无一生，率皆狂躁昏瞀而死。噫！孙公之意，本以活人，殊不知圣散子方中，有附子、良姜、吴萸、豆蔻、麻黄、藿香等药，皆性味温燥，反助热邪，不死何待？苟不辨证而一概施治，杀人利于刀剑……夫以东坡之淹博，尚有误信圣散子之事，况下此者乎？"当然，不是说文人不可以谈医，问题在于要有临证实践，不经临证，即行著述，不啻纸上谈兵，是不免误人的。

王氏好学虚心，而临证治病，热肠胆坚，其医德医风，每为人们所称许，这样的例子见于治案颇多，不一一尽举了。

养阴与泄热

——清·柳宝诒治温之精要所在

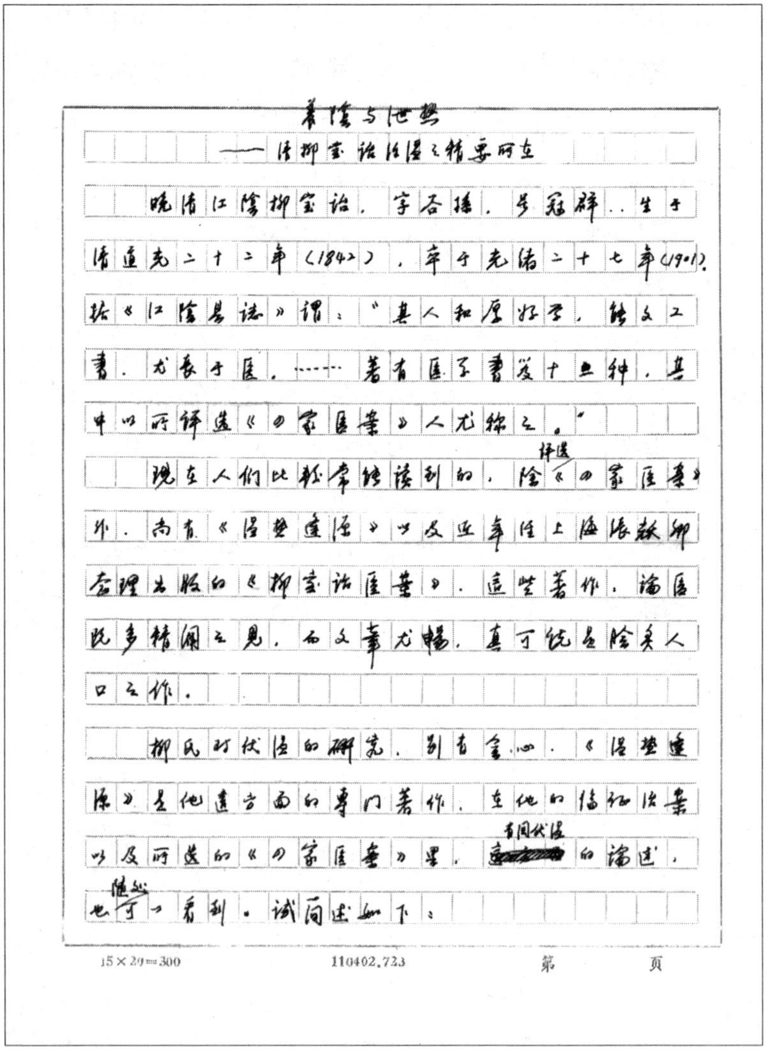

养阴与泄热

——清柳宝诒治温之精要所在

晚清江阴柳宝诒，字谷孙，号冠群，生于清道光二十二年（1842），卒于光绪二十七年（1901）。据《江阴县志》谓："其人和厚好学，能文工书，尤长于医，……著有医学书数十种，其中以所评选《四家医案》人尤称之。"

现在人们比较常能读到的，除评选《四家医案》外，尚有《温热逢源》以及近年经上海张耀卿整理出版的《柳宝诒医案》。这些著作，论医既多精辟之见，而文章尤畅，真可说是脍炙人口之作。

柳氏对伏温的研究，别有会心。《温热逢源》是他这方面的专门著作，在他的临证医案以及所选的《四家医案》里，有关伏温的论述，也随处可看到。试简述如下：

15×20=300　　110402.723　　第　　页

晚清江阴柳宝诒，字谷孙，号冠群，生于清道光二十二年（1842年），卒于光绪二十七年（1901年）。据《江阴县志》谓："其人和厚好学，能文工书，尤长于医……著有医学书籍十一种，其中以所评选《四家医案》人尤称之。"

现在人们比较常能读到的，除评选《四家医案》外，尚有《温热逢源》以及近年经上海张耀卿整理出版的《柳宝诒医案》。这些著作，论医既多精辟之见，而文章尤畅，真可说是脍炙人口之作。

柳氏对伏温的研究，别有会心，《温热逢源》是他在这方面的专门著作，在他的临证治案以及所选的《四家医案》里，有关伏温的论述，也随处可以看到。试简述如下。

一、柳氏认为，就温病言，有暴感和伏气两大端

（1）暴感即叶天士、吴鞠通所提到的随时感受而病初发于手太阴（即所谓"上受"）的一类。

（2）伏气则是自内而发之温病，《内经》论之最详。由于《内经》有"冬伤于寒，春必病温"和"藏于精者，春不病温"之说，所以对这类温病，应该两个方面去认识：一是冬伤于寒，到春月酝酿而成温；一是冬不藏精，给冬寒内伏以可乘之机。这就是说，对于本病，应看到内、外两方面因素：内因是冬不藏精，外因是冬寒得以乘机内伏。

伏温与暴感，两类温病，路径各殊，治法有异，柳氏在其书里，主要是讨论了伏温。

二、少阴——为冬寒内伏，酝酿成温之地

这是柳氏对于本病邪伏部位的认识，其论据主要从两个方面。

（1）《内经》"冬不藏精"之文，便已明显点出少阴为邪伏之处。

（2）伏温一发，症多险恶，变化特多，且易陷于精枯液涸之境，非病机深伏少阴，安能有此？

柳氏在这一认识的基础上，于是进一步提出，如果其人肾气未至大虚，尚能鼓邪外达，那么其邪就可能由少阴而迅速外达三阳，而病势比较轻浅。否则，肾虚不能托邪，则邪气深伏，不得外出，病就相对深重，而变化就更为莫测了。同是伏温，却与肾虚之微甚、内伏之邪能不能托之外出，是有莫大关系的。

诊断本病，要有全面分析，不能根据一两个病状便下诊断。例如，人们常以舌苔的厚薄来辨别证之轻重，但这只能作为邪气是否入胃以及是否兼有暑湿浊邪的依据。若伏温则仅有邪机极重，而舌无苔，几乎像是无病的那样，这是因为病发于阴，没有涉及胃腑之故。

他曾诊治一赵姓患者，七诊患者仍是"两手脉象平和，舌上苔净"，但"昏倦似卧"，他分析这是"营分热郁"，主张创造条件，"候其热达于胃，舌苔见灰厚，然后可下也"。当然，营分热炽，舌或无苔，但舌质往往会有变化，或红绛，或嫩红，或尖独绛。值得注意的是，舌上苔净，一如平人，而病势深重，那就不能稍有疏忽了。

伏温之脉，也常无定体。前人有右脉反大于左的说法，柳氏认为这只能指热达于肺而言。如果是热郁少阴，或连及厥阴，则弦数之脉，以见于左手关尺两部为多，更有邪机深伏，郁湮而不外达，脉象可以细弱而不鼓，等到托邪化热，始见浮硬之脉——他这样说，不是说脉不足凭，而是说伏温内发，变化较多，初无一定法程。《难经》说："温邪行在诸经，不知何经之动。"这两句话，最能道出温邪内发的实际情况。

因此，他认为必细察见证，再合之舌脉，方有把握，如果徒执舌苔、脉象，而求病之寒热深浅，就不免会诊察失误而贻害患者。柳氏反复申述，他阅历多年，确知伏温初起，凡病邪极深者，常不易表现于外，往往脉证不符。如果临证为某些表面现象所惑，必多误治，故对之应特别注意。

冬寒一旦酝酿成温，是为阳邪。阳盛者，阴必虚；而阴虚者，阳邪反盛。故阳盛阴虚，则是伏温内发的机制。

温病既可以概括为阴虚和阳盛，故养阴与泄热，实属治疗本病的两大法门。柳氏研究了吴鞠通、蒋问斋等的经验，认为攻邪可使正复，故去其邪可以救其阴；阴旺则热自解，故养其阴即所以泄其热。对于患者，到底是以祛邪为主，还是以养阴为主，就得根据具体情况，各个阶段又各有所侧重，要有正，也要有权。

正为定轨，权是变局。不能执一方以应各种类型的病变。但总的可以养阴与泄热两大法门给以概括——这可以说是柳氏治温的中心思想。

三、柳氏于养阴一法，运用得极为得心应手

举例说，柳氏医案"虚损门"中，一黄姓患者，患者曾患时邪，已到邪少虚多阶段，惟体质向系阴虚，邪即乘虚陷入，则阴气不充，其力不足以鼓邪外出，故在他人可一汗而解之病，在这个患者身上，可能屡汗而热不解，甚至汗愈出阴愈伤，纵使邪气无多，无大变化，亦可以由此而延成损怯——这个患者被列入到虚损门，也许就是为此。

柳氏在本案里，特别阐述了养阴一法的运用体会，大意是：本病之机关，全在邪机将退之时，只要汗便两畅，使邪机外出之路，通达而不滞，便可以专意养阴，把力量主要用在这一方面，"助阴气以托余邪"，断不可畏其留邪，而致贻误。

柳氏并且说，养阴之剂，类多滑润，绝不致有留邪之弊（但性味酸涩收敛者必须避之），如，"伤寒门"中之复脉、黄连阿胶汤；"温热门"中之三甲复脉、大、小定风珠等。大队滋补，也都是用于邪机未尽之时，而无流弊，其原因就是阴气一充，则邪之已化热者，自能鼓之外达。所以说，在

这个关键时刻（即阴气不充，邪机将退未退时刻），要专意养阴，不必虑其留邪。

在这里，可以看出柳氏运用养阴一法，极富经验，几乎把养阴法的运用规律摸透了。

这是常有的事，同是一种治疗方法，在他人也许认为不可使用者，在一个富有经验的医生用起来，可以任其驾驭，而绝无流弊。柳氏之于养阴，便是如此。

四、柳氏认为，伏温化热外达，由少阴而外达三阳，是为顺境

这时候，如果只是无形之邪热，由经气而外达，则为三阳之经证。

假如，中焦挟有食积或浊痰，则邪热蕴蒸，每每乘机入胃，热结于中，而成腑实，必须予以通下，以逐邪外出，这种情况，在伏温内发中似乎比较多。因温本属阳，胃为五脏六腑之海，最善容纳，邪热入胃，往往不复他传，所以温热病热结胃腑，得攻下而解者，十居六七。

"急下存阴"这一提法，用于温病的机会似乎更多。前人在这方面积累了不少经验，若吴又可，若戴北山，若陆九芝等。

柳氏之于逐邪泄热，也同前面提到的养阴一法的运用一样，大胆、稳健，既掌握时机，又不孟浪偾事，例子不胜枚举，摘取几则临证案语以见一斑：

（1）"此由内蕴之邪热，欲达不达，而内溃于厥阴之界也。刻当疏达阴分之邪，俾得达于阳明，勿内溃于阴分，候腑热既聚，冀得一下而净，乃为顺手。"

（2）"治法，仍不外养阴托邪一法，至大便溏泻，亦可听其自然，固不必攻下，亦不必止涩，候其热达于胃，舌苔见灰厚，然后可下也。"

（3）"伤寒论本有少阴病，二三日，口燥咽干者急下之例，盖诚恐热燔

阴灼，少阴真水有立涸之势，故此证于救阴托邪中，亦兼泄热存阴之意，乃为周密。"

值得一提的是，伏温内发，而其人肾阳虚馁，致邪机冰伏，而成半化半伏、欲达不达之证，临床上最为棘手。因此时就热而论，已有热扰厥阴之险，清泻之药，刻不容缓；但内伏之邪，又因肾阳虚馁而无由外达。造成了专用凉泄，则邪机愈滞；设用温化，又不啻抱薪救火。柳氏对此，别具心得，他从喻昌仿仲景治少阴病以治伏温（即用麻附细辛或麻附甘草以托邪，加生地以育阴）得到启发，用麻黄汁制豆豉，附子汁制生地，再配合凉肝息风等药，面面俱到，以托邪出表，每奏奇功。

柳氏总的认为，伏温之证，决生死以正气强弱为衡，凡正气能支者，纵然病势深重，处理得当，也可以不死；否则，病势虽轻，而正气不支，每多猝然昏陷。他的这一看法，无疑是很为正确的。

柳氏是继叶、薛、吴、王之后的一大家，其论治温，别具心得，而养阴与泄热，又是他论温的精要所在，这一经验，是值得继承与吸取的。

关于补中益气治疗胃下垂问题①

吴保印同志：

　　编辑部转来你的信已读悉。现就信中所提的问题，谈几点不成熟的看法。

　　（1）王文中"胃下垂的治疗"部分，引用了湖北中医学院（现湖北中医药大学）附属医院及青海省中医院报道的材料，虽所治患者多属虚证，但用方却不限于补中益气一法。可见，证候的虚与实，只是一个大体的区分。虚到什么程度？与其他脏腑关系怎样？还要作进一步辨证施治。

　　（2）纵然患者是典型的"补中益气证"，补中益气汤是对证之方，恐怕也要作具体分析。比如说，此时患者除脘痛、纳差、消瘦，甚则便溏而外，尚有嗳气频频，或则食下欲呕等症状。那么，在升清举陷的同时，要不要结合"胃喜和降"这一特点，注意气机升降的合理调整？又如，久病虚羸，给患者精神上带来痛苦，因而情志变动，这一具体情况要不要考虑？我们从事临床工作的同志大多有过类似的经历，有时"虽不中，不远矣"，药物未必尽同，而多能取效，有时却又是毫厘之差，而成千里之谬，一两味药的调配，却关系着治病能否奏效。

　　（3）病成慢性，确实是老大难，有时即便药证相当，亦未必即能取

---

① 本文为王乐匋为《安徽医学》"问题解答"栏目所做的回复，原刊于《安徽医学》1983年第4卷第3期191页。

效。前人对疾病的处理总结出两条经验：一是应机，一是持重。应机是指灵活机动，随时应变；持重是指认证准确，坚定不移。药量与疗程的问题都必须讲求。

（4）"胃下垂"，是经西医学诊断而确定的病症。那么，西医学对于某一患者的诊断是否比较周全？有无其他脏器疾病同时存在（例如肝、胆疾患）？胃本身有无其他并发症（例如慢性胃炎等）？这些，都是你在处理疾病时所必须同时考虑到的。

（5）如果条件许可，余倒认为有些患者，可给以综合治疗。例如，让患者食后静卧片刻，以减轻某些症状，同时配合药物治疗。王文中阐述湖北中医学院（现湖北中医药大学）附属医院于用药的同时，配合水针与艾灸，便属于综合治疗的例子。

　　致
敬礼!

安徽中医学院　王乐匋

附来信原文：

编辑同志：

1982年《上海中医药杂志》第8期刊载的王庆其"中医治疗脾胃病的研究进展"一文认为，对胃下垂患者大多从补中益气治疗。本人在临床工作中对此病以补中益气治，不但效果不佳，反而有时会加重病情，究竟是什么道理，请你们帮助指正。

读者　吴保印

谈虚实补泻

谈虚实补泻

虚指不足，实指有余。但就病的性质未说，本是泛指了邪正两个方面而言的。即虚指正气虚，实指邪气实。此即《素问》所谓"邪气盛则实，精气夺则虚。"

由于这样，在临床上也就相应了补法与泻法，即扶正与祛邪两法。但"虚则补之"，可补只能是正气，邪气则不能补；"实则泻之"，所泻也只能是邪气，正气则不能泻。

历举医家，对这一问题曾作有过截然相反的理论。偏于补者，持论者认为"补中自有攻意"，一派者"正气复而邪不退"，二派者"正气衰而命不倾"。明张景岳为此说的代表。偏于攻者，辩例："惟攻方补"，惟邪去则正攻其邪，邪气去而正气自复。"持这一说者全属……

虚指不足，实指有余。但就病的性质来说，常是包括了邪正两个方面而言的。即虚指正气虚，实指邪气实，此即《素问》所谓"邪气盛则实，精气夺则虚。"

由于这样，在治疗上也就提出了补法与泻法，即扶正与祛邪两法。但"虚则补之"，所补只能是正气，邪气则不能补；"实则泻之"，所泻也只能是邪气，正气则不能泻。前辈医家，对这一问题曾经有过截然相反的理论：

（1）偏于补者，持论常认为"补中自有攻意"，认为临床上没有"正气复而邪不退"，亦没有"正气竭而命不倾"的，明·张景岳实为此说的代表。

（2）偏于攻者，强调了"借攻为补"，理由是"先攻其邪，邪气去而正气自复。"持这一说者，金·张子和足为代表。

上二说，看似互不两立，但如将其放在具体的条件下来认识——例如，病程的长短、症状的缓急等，则二说实相反相成。久病而又体虚，重点当然在维护正气；暴病而邪势急骤，自然以攻邪为急。这些便是我们据以论攻补的条件，离开了这些具体条件而言攻补，那就成了片面强调。

临床上，纯虚纯实的病候固然是有，但也有不少是虚实相杂的。这就必须掌握哪是主要，哪是次要；从而确定哪方面可从缓，哪方面须急治了。前人在这方面积累了不少经验，例如：

（1）微虚微实，应治其实。因微实之邪，攻之并不难，而微虚之正，可不急于进补。故暂用攻法以治其实，使"邪去而正安"。如果把力量放在微虚这一方面，贸然进补，则邪气留恋，病不得去，而必然导致正气更虚。

（2）甚虚甚实，应救其虚。道理很明显，因甚实之邪，一攻未必即退；而甚虚之正，亟须挽回。如果把力量放在攻邪，则更伤其正，必然导致虚脱或死亡。

　　上二条，约言之，即"正虚邪实不可攻，正盛邪微不可补"。

　　如果虚实不是一半对一半，而是二虚一实，那就应以补虚为主，兼治其实。理由是，二虚者虽然急在正气，但积日之虚，不可能一下子骤复，而从病邪方面来说，也只是"一实"而已，在不妨碍正气的情况下，有条件加以兼顾，所谓门开一面，以排除外邪，对维护正气，实有好处。否则，一味进补，则邪气增长，必将贻成后患。

　　同样的，二实一虚，虽以实为主，亦须兼顾其虚。因为毕竟是"二实"，不同于微虚微实，在攻邪的时候，对正气总不无影响，既有影响，就须防其由"一虚"而转为"甚虚"。因此须兼顾其虚，以防不测。

　　攻法与补法用在临床，各有其特点。攻能去邪，但攻只能暂用，不堪累用，特别是对衰久之病，不能希望用攻法来收缓功；补能扶助正气，但除了某些大剂滋补以及固脱诸法外，一般补剂，要看远期效果，所谓"王道无近功"。故补不可以求速效。

　　总之，虚与实，体现了邪正的消长，故运用补泻，须根据邪正消长的情况而定。药物无非是从中起一个补偏救弊的作用而已。

　　明·李中梓《本草通玄》中有一段话很有意思，大意是：用滋补药治病，病情未见增加，实质上就是病的减退，因为内里已经受补；用攻伐药治病，病情未见减退，实质上就是有所增长，因为内里已经受到攻伐了。作者本意，似偏于扶正，但也说明运用药物是确能改变邪正消长的状况。

单方与复方

单方与复方

作为一个临床医生，除了解一生古今之方，熟习主治处方规律法度不外，尚须对于流传于民间的单方验方，也要有些留心，加以而意。前辈如徐灵胎、王孟英等在这方面使得后代们树立了榜样。

单方的特点是力专，往往单治一病，每收奇效。这样的例子举毕生举很多。友人程名侪一方是我师，患牵状病变，候中疾如中鸡声，投至根喉候之药毫效，有人教以那隆牵而不薛什，每用一起，如来揩拭眼，捂眼了一阵时间，在必使此病告痊。又，有辈任雁荡先生害患一颈围失顺症，投陈秦仁汤，主毒加一人其他重生药神之方毫效，是以在为处于危候状黯，患者不得已而主我登问卜，得一可谓"仙台"，作为一个临床医生，除了解一些古今方剂，熟悉立法处方的规矩法度而外，最好对于流传于民间的单方验药，也广为搜罗，加以留意。前辈如徐洄溪、王孟英等在这方面便为我们树立了榜样。

（1）单方的特点是力专，症状单纯之病，每收奇效。这样的例子要举出来有很多。

友人程君，系一音乐教师，某年秋病咳，喉中痰如水鸣声，投宣肺涤饮之药无效，有人教以服陈年南瓜藤汁，每用一匙，加冰糖炖服，接服了一段时间，居然使此病告瘳。

又，前辈程雁宾先生曾治一顽固失眠症，投酸枣仁汤、交泰丸以及其他养血安神之药无效。其时农村尚处于落后状态，患者不得已而去求签问卜，得一所谓"仙方"——麦冬9g，以问于程老，程老认为这方倒还平稳，不妨试服，居然一服而得显效。麦冬能安神，故有这样的效果。程老对这一过程印象极深。他如野菊花治疔毒，熏醋治感冒以及头晕等，已为民间熟悉的疗法。

（2）如果症状已较复杂，则单方毕竟局限，就得采用复方了。因复方，或一仍前人之方，或化裁而运用，或自制一方，这在临床上都是有的。

这里要提的，便是要注意发挥药性之专长，清·徐洄溪对此很为讲求。

比如说，鳖甲消痞，使君子驱蛔，茵陈退黄疸等，这便是药性的专长。在辨证的基础上，选择这些具有针对性药味，余想效果可能更好。仍旧引徐氏评叶天士《指南医案》的一段话来说一说："此老用药专重气味，此语本之《内经》，即《神农本草经》亦首列之，但终当深知某药专治某病，各有功能，然后再于其中择气味之合者而用之，方得《内经》《本草》之旨，若徒知其气味，终无定见也。"余看也就是这个意思吧。

另外，治病也不要徒持汤液、针灸、导引、按摩之法等，如能多所掌握，则治效当更好。前人有云："人之所患患病多，医之所患患道少。"故作为医生，最好能掌握多种技术。

现在中医院校，能够注意到让学生多所吸取，这对一个初学者来说是很有好处的。

从江笔花论脉诊谈起

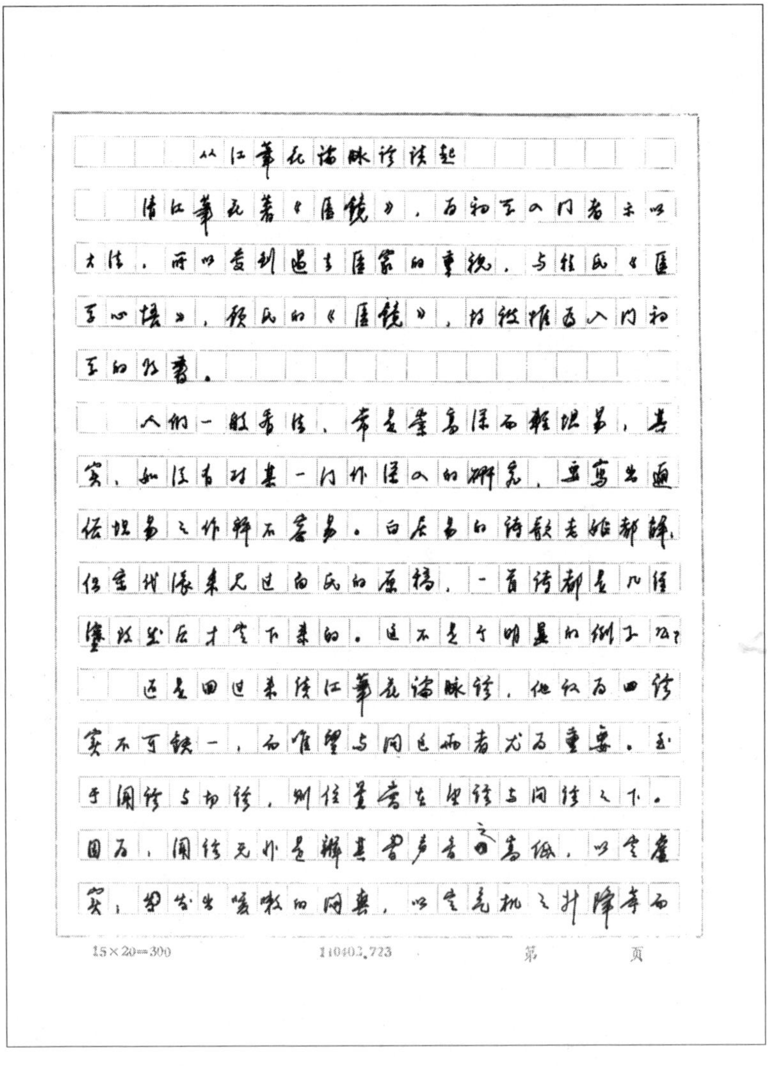

　　清·江笔花著《医镜》，为初学入门者示以大法，所以受到过去医家的重视，与程氏《医学心悟》、顾氏的《医镜》，均被推为入门初学的好书。

　　人们一般看法，常是崇高深而轻坦易，其实，如没有对某一门学问作深入的研究，要写出通俗坦易之作并不容易。白居易的诗歌老妪都解，但宋代张耒见过白氏的原稿，一首诗都是几经涂改然后才定下来的。这不是个明显的例子么？

　　还是回过来谈江笔花论脉诊，他认为四诊实不可缺一，而唯望与问这两者尤为重要。至于闻诊与切诊，则位置当在望诊与问诊之下。因为，闻诊无非是辨其声音之高低，以定虚实；咳嗽声音的闷否，以定气机之升降等而已。至于切脉，实居四诊之末，医者不过辨其浮沉，以定邪之在表在里；辨其迟数，以定证之属寒属热；辨其强弱，以定体气之是虚是实这几方面。其他，则胸中了了，指下难明，而且所谓时大时小，忽浮忽沉，六脉实难定准，故医家所谓据脉定证，是一种"欺人之论也"。人们说得神乎其神的脉象，被他在一个初学者面前基本是否定掉了，至少是大大简化了。

　　至于问诊与望诊，他认为非常重要，起病的缘由、病程的长短、平素的喜恶以及最近的情况等，必借问而始能知其八九；而望神色，望大小便之色，辨其舌苔之色，也非常重要，这时再结合闻诊与切诊，大体可以对病证下一诊断。

　　其实，医家之不主张把切脉说得神乎其神者，实非江笔花一人，可举出的例子还有很多很多，明·汪石山作"矫世惑脉论"，便指出单凭脉诊便不足诊断疾病，他说："亦有病脉不相应者，变出百端，而难一一尽凭于脉。"其实衡量一个医生的好坏，四诊准确与否，也还只是一个方面，其他尚有医德医风之高下，辨证是否详审，处方是否得当，都关系着疗效的。环环相扣，缺一不可，又岂能仅凭于脉？

　　把脉说得神乎其神，一方面由于有些患者对中医不了解；但主要在于有的医生故神其技。另外，就是思想方法的问题，在我们家乡，曾经盛行高阳生《太素脉》的诊法，以测脉而知人之智愚、贵贱以及寿夭等。

明·吴昆对此提出了反对，他根据王叔和《脉诀》，而著成《脉语》十三论，他说，医家以岐黄为祖始，其所论脉，不过测病情，决死生而已，未有所谓"太素"的说法，认为"太素"只是封建巫家之教而已，实即医家之旁门。医学有一个时期曾经与巫术有过瓜葛，原来这场官司从战国时期便开始在打了。

但是，从《内经》《难经》以及东汉时期的张仲景，都是讲求脉诊的，其时舌诊还极简略，诊察疾病，切脉确实占有相当重要的位置，这又是为什么？

关于这个问题，余看还是引清人中之宗伤寒者的理论来说一说，因为他们既深入研究前人学说，而离我们今天毕竟还是较近。现在试引徐洄溪的说法来谈，徐氏以为从脉象上诊断疾病之吉凶，主要在以下几个方面：

①视胃气之得失，即有胃气者生，无胃气者死（如真脏脉出现，则为胃气已绝，何脏病，何脏之脉独见）。

②推天运之顺逆，例如春脉弦，夏脉洪，便是春应木、夏应火而来……如果不是这样而是恰恰相反，则是与天运不应。

③审脏气之生克，如脾病而见弦脉，为中虚木乘；肺病而见洪脉，为金受火刑等。

④辨病脉之从违，如脱血之脉，宜乎静细，而反见洪大，则病脉相违，反而不好。

徐氏也反对仅凭脉一个方面来诊断疾病，认为脉之变迁无定，有病起突然，而脉一时还没有改变的；也有病轻而不在脉象上改变的；也有病虽重，久而气与血相并，一时不能从脉中辨轻重的。同时，病之名有万，而脉不过数十种，而一种病又可兼见多种脉。所谓"一病可见数十脉，一脉可现数百症"[①]，何能单凭脉一个方面便可以诊病！所以，正确的诊法，应该是脉证合

---

① 语出《医学源流论·卷下·脉经论》。

参。他在"脉症轻重"中说："脉与证，分观之则吉凶两不可凭，合观之则某证忌某脉，某脉忌某证，而病之吉凶，也就判若了然。"徐氏这样看法应说是合理的。

但徐氏论脉本之《内经》，《内经》一书，前人考证并非一人手笔，也不是同一时间的作品。其中也就杂着些不合情理的部分，试以天运之顺逆来说，春弦、夏洪、秋毛、冬石，这样把脉分为四时，余想临床医生，当不会有这样的体会吧。

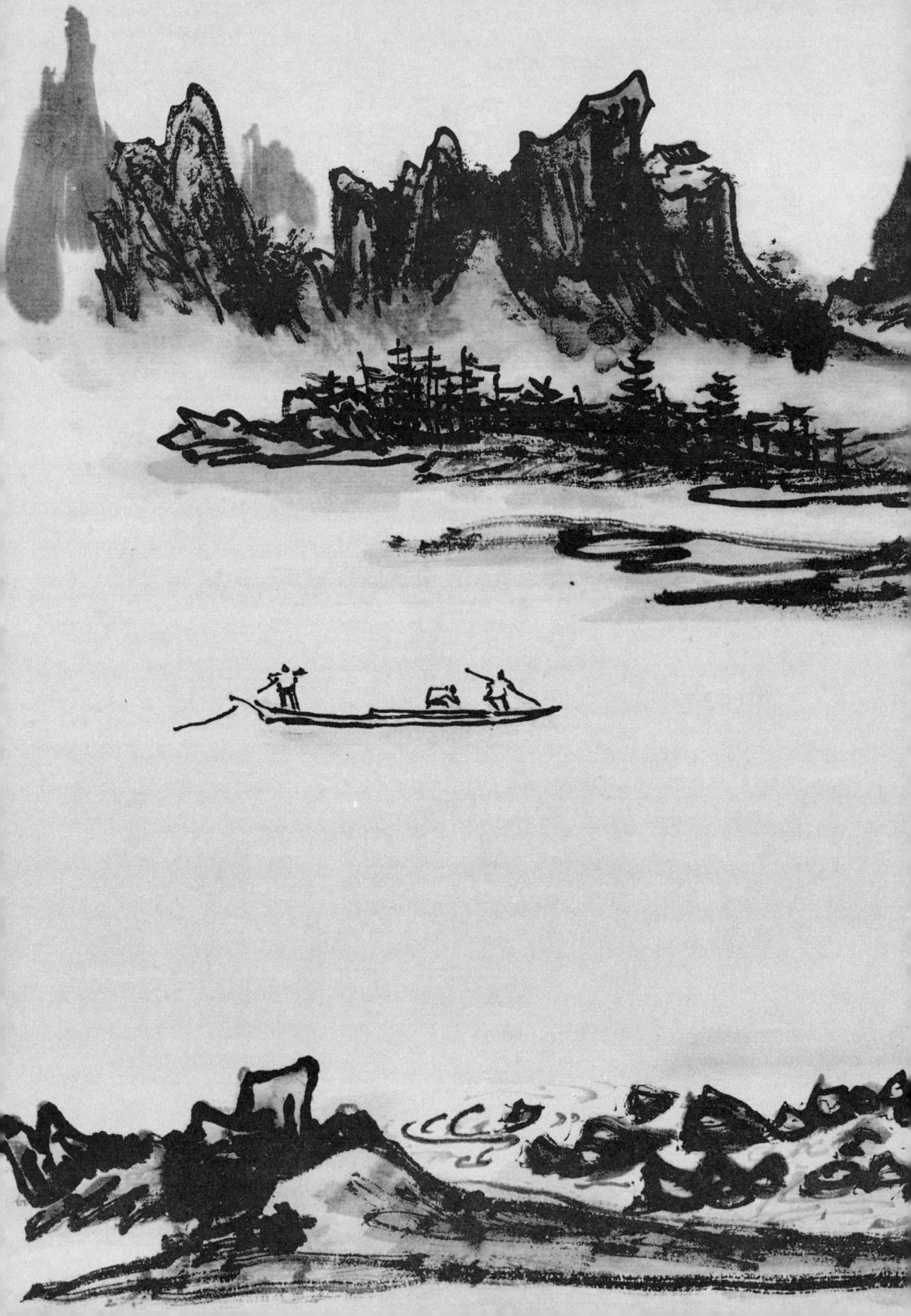

珍余漫录

老　囤　侠　医　随　笔

谈新安医学 ①

　　"新安"，是指位于安徽最南面，包括歙县、休宁、绩溪、黟县、祁门以及婺源（现属江西省）这六个县的总称。这一带西晋时便置新安郡，以祁门县西有新安山，故名。

　　现在"新安"地名虽废，但人们提到学术上的某一流派，还是习惯于这一带为"新安"，故本文介绍这一带医学上的活动，也一仍旧说，而称其为"新安医学"。

　　同绘画（包括徽派版画）、篆刻、砖雕、制砚、制墨以及戏剧等一样，新安医学在发展中医学遗产这方面来说，其所作出的贡献，也是毫不逊色的，许多卓有成就的医学家，名垂医史，为发展中医学起了推动作用。

　　我们从1979年起，在歙县卫生局及有关方面的支持和协助下，曾经对"新安"一带的名医家及其撰著情况作了调查和考证，发现宋元以来，有500余位新安医家在相关史料上有明确记载。其中405位医家撰著有835部医籍，这些医著中，医经类107种、伤寒类70种、诊法类40种、本草类54种、针灸类22类、内科类210种、外科类15种、妇科类24种、儿科类84种、五官科类30种、医案医话类77种、养生类15种、丛书类37种。

---

① 此文作为"代前言"，见载于王乐匋教授主编之《新安医籍考》，安徽科学技术出版社，1999年，合肥。

这里仅是一粗略统计，有些医籍，散失不少，还有待于不断采集补充。也有些医家，毕生从事临床，治效卓著，在当时很负盛名，却没有著作流传下来。例如程敬通，从其所著的《心法歌诀》等来看，是远不能与其在群众中流传的盛誉相比的，而其流传于民间的零星医案，读之言简意赅，则则有味，可以看出其深厚的根基。因此，像《心法歌诀》这类书，是否是后人伪托，也还是一个问题。

又如叶馨谷，在我们徽州民间至今传其名而不衰，但其著作也寥寥，如果再过若干年，这样一位名医也会渐渐不为人们所知了。

又如郑梅涧，人们根据其著作，知道他是喉科名家，其实梅涧后人，发展其学，对喉症的处理，可说是代有补充，但因为没有著作问世，所以也就渐渐未为人们所知了。所以说，仅就上述著作统计来看，是远远不能反映出新安医学的全貌的，只能是这样粗略的统计。

现在，就宋以来医家之有著作而又较有影响者作一简介，以见一斑。

首先，要提到的是宋之张杲，杲字季明（季明受学于张师孟，师孟得其父张挥传，张挥之学，受自其兄张扩，张扩是湖北庞安时的学生），南宋时歙县人，奋读医书50余年，于1189年写成《医说》十卷。此书是我国最早的医史传记，东传至朝鲜，李斯时代成宗十五年（1488年）曾刊行，其后（1610年）编的《东医宝鉴》也引用此书；日本万治二年（1657年）又将此书刊行，可见其影响之大了。

第二，要提到的是明代的汪机，号石山，祁门人。曾为诸生，后弃儒学医。明正德（1509～1521年）即通医术，异证奇疾，经治无不中。嘉靖九年（1530年），痘疫流行，机探索群书，为《痘治理辨》一卷，附方一卷，总为一百五十三首。

另外，汪氏又有《读素问抄》九卷，即据滑伯仁之《素问抄》所续补，凡所增入，均以"续"字别之。又有《运气易览》三卷，取《素问》中五运六气之说详加辩明，所衍图象，颇多发明。又《医学原理》十三卷，《本草会编》二十卷，补订《脉诀刊误》。此外，尚有《外科理例》《针灸问对》《推求师意》《伤寒选录》《内经补注》《医读》以及经后人辑录的《石山医案》等，真可说是著作等身了。

汪机虽传朱丹溪之学，避开相火立论，以为阳有余便是气有余；又避开阴不足之论，认为阴不足实是荣气不足。卫气与营气，皆借脾胃水谷之气以生，脾胃有伤，非甘温之品不能补，而参芪味甘辛温，为补脾胃之圣药；脾胃无伤，营卫便可资，元气便有所助，即有外邪，也不致有大的伤害了。

第三，要提及的是孙一奎，字文垣，休宁人，活动于明嘉靖、万历之间，通"易""理"之学，常挟医术历游浮梁①、匡庐②至之吴，交游其广，博学多闻，为人治病决死生多验，晚年名震三吴。

著《医旨绪余》二卷、《赤水玄珠》二十八卷、《痘疹心印》二卷，后经其子及门人辑其治验，而成《孙氏医案》五卷行世。其中《医旨绪余》一书，阐明阴阳五行之理，对命门、三焦、火、气等，用《周易》参合医理，提出了新的见解，对后世医学理论的争鸣，甚有启发。

从《孙氏医案》中可以看出孙氏治病注意正气的培养，擅于运用虚实补泻以调整气机之运行。孙氏强调肾间动气的作用，反对一味"滋阴降火"，每喜把甘温益气与辛热温阳相伍而用，对阴阳两虚的病证，也力倡温补阳气为先。他是汪机的再传弟子，受业于黟县黄古潭，但却发展了汪机的学说，将参芪益气与温补下元联系起来。他曾说"吾友仿余用温补下元之法"，可

---

① 浮梁：唐·天宝元年（742年），由新平更名，为上县，属鄱阳郡。《唐书·地理志》曰："本新平也。"明·郭子章《郡县释名》曰："以溪水时泛，民多伐木为梁也。"故名。东邻休宁、婺源，西毗鄱阳县，南接江西乐平和景德镇，北连安徽祁门和东至县。

② 匡庐：指江西的庐山。相传殷周之际有匡俗兄弟七人结庐于此，故称。南朝宋·慧远《庐山记略》载："有匡俗先生者，出殷周之际，隐遁潜居其下，受道于仙人而共岭，时谓所止为仙人之庐而命焉。"唐·白居易《草堂记》云："匡庐奇秀，甲天下山。"

见他的温补主张，在新安地区有一定影响。

第四，余想谈一谈江瓘，瓘字民莹，明之歙县人，曾得呕血证，于是潜心岐黄。1549年编成《名医类案》十二卷，是书上采扁鹊、仓公、华元化诸家，下迄元、明诸名医治验，分二百零五门，包括内、外、妇、儿、五官各科，既忠实于原始资料，而其中有些案例，随附评论，又多驳正发明，颇为精审，是我国第一部总结历代医案的专书。

第五，介绍一下方有执，有执字中行，明之歙县人。方氏深究《伤寒论》数十年，"涉苦万端，鬓霜而后欲培"，于晚年著《伤寒论条辨》八卷，认为《伤寒论》一书，经王叔和编次，多有篡乱，而后人注解，又随文敷饰，不明其义。有执于是将此书重新编次，逐条辨析，确是一大胆创举，影响很大。虽其"三纲鼎立"学说，颇遭后人訾议，但此书为清之喻昌接受，编为《尚论编》，传至日本，甚为东人推崇，一反墨守李、朱医学之风，使日本医学始有古方家、后世家之目。《伤寒论条辨》曾多次翻刻，新中国成立后，人民卫生出版社曾刊行。可以设想，如果没有方氏"侈言错简"，便不可能在伤寒学派中引起那样大的争鸣，于此可见其影响之大。

后来清·程应旄，字效倩，歙县人，则是方有执"错简"说的卫道者，1670年著《伤寒论后条辩》十五卷，是书以方氏书为基础，并吸收了喻氏《尚论篇》作比较。日本亦曾刊出此书，有田前道通题跋。汪苓友评此书云"此程氏一片苦心，独出己见"，虽也有不足之处，"但注释入理，非浅学所能企及，不可因其短而弃其长也"，还是给予一定的肯定。

第六，谈谈吴谦，谦字六吉，歙县人，与喻昌、张璐并称为清初三大医家。谦以古医书有法无方，惟《伤寒论》《金匮要略》始有法有方，《灵》《素》而后，二书实一脉相承，但其书每多伪错，是注附会，难以传信，遂自为删定，其中对《伤寒论》厥阴一篇解释尤有独见，因此集诸家旧著，实足发微义以资参考。

《订正伤寒论注》十七卷，《订正金匮要略注》八卷，本为谦所自撰，冠为《医宗金鉴》全书之首，而后便是《删补名医方论》《四诊心法》以及诸病《心法要诀》五十四卷。1742年书成，赐名《御纂医宗金鉴》，全书计九十卷，除谦自撰外，前人书采自方有执、程应旄、郑重光、程林等二十余家，遗书不考者，尚有六七家。官修之书，多博而精要，此书却重证验，执中而不偏，平正通达，条理分明，是乾、嘉、道、咸以来习医者必读之书。

第七，谈谈吴澄，澄字鉴泉，号师朗，清·歙岭南人，嗜"易"通医，著有《伤寒证治明条》六卷，《不居集》五十卷。《不居集》分上下两集，上集论内损，下集论外损，是一部内容丰富的治虚损病的专书。吴氏说："内损以真阳真阴立论，外损则……皆六淫补入，由浅入深……补前贤未补也。"吴氏还提出"理脾阴"和"托法"等见解，发挥《内经》"精不足者，补之以味"之旨，概括了培脾健胃养肺等方法，与叶天士之益胃法有异曲同工之妙。

叶氏重在热病津伤，吴氏则为营养培脾，治虚损日久，精气并亏；此外，对人参的应用，亦有发挥，主张"凡虚弱之人，用人参五、七分，入表药中，少助元气……使邪气得一涌而出。"这对虚人感邪，确是重要的一着。澄尚有《师朗医案》问世。

第八，介绍一下程国彭，国彭字钟龄，歙县人，1732年著《医学心悟》五卷，1733年著《外科十法》一卷，附于《心悟》之后。《心悟》一书，为程氏集三十年经验所得而成，论病之源，以内伤、外感括之；论病之情，则以寒、热、虚、实、表、里、阴、阳八纲统之；论病之方，则以汗、吐、下、和、温、清、补、消八法属之。而一法之中，八法备矣；八法之中，百法备矣。病变虽多，而法归于一，所列方药，如止嗽散、葛根治痢散、益母胜金丹、加味七神丸等，均为临床常用之有效方，后面的外科十法，亦多精警。

《医宗金鉴》而外，此书是为入门之书，一般总鄙薄通俗入门之作，以为不足道，其实，如没有深入钻研，要通俗浅出，并不容易，我们只要看看作者"医门八法"那一篇，如果不是对仲景学说有深入研究，是写不出来的。

第九，许豫和，字宣治，号橡村，人称橡村先生，是一位儿科专家，所著《许氏儿科七种》（包括《怡堂散记》《散记续编》《橡村痘诀》《痘诀余义》《重订幼科疹痘金镜录》《小儿诸热辨》《橡村治验》等），为许氏临证数十年的经验总结。

如《小儿诸热辨》中，论及"壮热无补法，辨证明确，泻邪以存元气，便是补"，其意见是很卓越的。又如，其创用暑风饮子加黄连，以治暑风鹜溏，方以羌活、防风治风，以黄连、石膏治暑，以余药治惊证，活人甚众。有不效者，则求其所以不效之故，终于找出根据岁气拟出的加减法，而获得效果。这说明用药须善于因人因时以制宜。然亦可见其记载详实。

第十，程文圃，字观泉，号杏轩，歙人，有谓为敬通后，其先世居槐塘，后迁岩镇。文圃著《医述》十六卷，是书经数十年参订，采辑三百余籍，删繁就简，去芜存精，分门别类，附以出处，虽曰"述而不作"，从其所辑内容来看，亦足以见其尚实用而少空谈。文圃曾谓："蔑古则失之纵，泥古又失之拘，故业医者以古法为师，亦须间出新意，以济古法之所不及。"辑《杏轩医案》初集、续集，又由其弟子辑录一卷，共一百六十二例，所治皆疑难重症，得其治疗而愈。间亦记录未效之案，此为用以考其得失而然，然亦可见其实事求是学风之一斑。杏轩治案，用景岳法者殊多，然亦并不拘于景岳，可见其为学之广收博采。

观新安诸家治学，一是态度严谨，往往寝馈数十年，然后成书，如许宣治、程文圃诸家；再就是，尚实用而少空谈，如，程钟龄；还有就是敢于怀疑，以致理论上能时时突破，如，汪机、孙一奎、方有执。揆厥缘由，初步认为可以从如下几个方面去找：

首先，从宋代起，这一带文化便开始不断发达，衣冠之族，注重谈吐、风仪、识鉴，"以持书训子弟""俗益向风雅"。明清时期，文化更加发达，各方面人才不断涌现，"从文入仕，以文垂世者"甚众。

新安人最引为自豪的，是被称为程朱理学的故里，宋代理学奠基人程颢、程颐，"胄出中山，中山自新安之黄墩"，被认为是歙人。二程之四传弟子朱熹，婺源人，为理学之集大成者。因此，追宗叙谱，新安实为程朱理学桑梓之乡。

另一方面，理学思想禁锢愈剧，引起反抗也愈烈，至清代乾隆年间，以戴震为首的反理学旗帜，有如异军突起，在思想战线上展开了一场论战。

戴震，字东原，休宁人，师事婺源之江慎修，一生坎坷不平的道路，使他有机会接触到社会上的"卑者""贱者"，也促使他发愤向学，因而一生著述甚富，成就是多方面的。文字、音韵、训诂、天文算学、古地理学等多所研究，提出"阴阳五行之道行不已，天地之气化也，人物之生生本相是也。"在哲学上，以实体的"气"代替了程朱理学的"理"。

如果在医学上，前者有汪机私淑丹溪，得"理学"入医；那么，后者渐渐提出了相反的论说，以"气"来说明人体的生理与病理，戴震的哲学思想，未尝没有启发作用。

其次，随着学术之争，各地普遍设立了书院与文会。书院是生员读书之所，着重于选拔"乡之俊秀者"，延聘名师以教；文会则是研究文学，或研究经学，颇类学术性质的团体。

书院，如歙之紫阳书院，更是传播朱熹理学而命名的，被视为理学的所在。像这样的书院，先后设立的，歙县便有14所，休宁11所，婺源12所，祁门4所，黟县5所，绩溪8所。据康熙年间统计，徽属前后设立的共有54所。

值得注意的是，入书院读书者也并不全是富家子弟，戴震便是家境贫苦，年轻时当过小贩，后来才靠教书维持生活的。祁门的李源书院，便是经人赠田20亩，用来帮助族中贫寒子弟入学的。

至于文会，则"各村自为文会"，如岩镇，就立南山、斗山、果山诸文会，通过各种类型的学校（医院与文会），采取多种形式，培养出多方面的人才。这里也有医生，特别是由儒入医的医生，这是可以理解的。

第三，由于绘画和雕版艺术的发达，推动雕版印刷术的发展，驰名海内的新安"四宝"中的墨和纸，以及当地盛产的木刻，为刻书提供了物质基础。早在南宋嘉熙三年，已刻板印行《方舆胜览》一书。稍后又刻了朱熹等的著作。

明代中叶起，刻书业勃兴，新安一带则是刻书的中心之一。当时刻书最多的，首推吴勉学的师古斋，他除了校刻经史子集数百种外，又广刻医书，投入资金达十万两之巨。仅明万历年间，新安名刻家就有黄镀等13人，刻书精美，自成风格，为他人所不及。这些为传播文化，大量读书，创造了条件，当然也为医学的研究和发展创造了条件。

第四，新安地区有丰富的药源，生产常用药160多种。其中的白石英、麦冬、黄连等被弘景、陈藏器著作中列为佳品，菊花也有数种。早在《新唐书·地理志》中就有"徽州新安郡贡黄连"之记。这些，对于开展医学活动也起了不少作用。

在这里，余想就关于"流派"这一问题，提出一点个人不成熟看法：

师承与私淑，应是流派形成的基础。而流风所及，相互影响，从而推动学术的发展，则是某一流派所起的作用。

回顾我国医学的发展历史，其中不少勇猛精进的创新者，但更多的却是安之若素的守旧者，我们拿这一点来看新安某些医家，他们之所以可贵，就在于借鉴传统，法自我立。

如，汪机宗丹溪之说，传于黄古潭，黄又传于孙一奎，在学术上以调气血为主。汪机虽宗丹溪，实已对丹溪有所突破。

再就是一个学术流派的发展，常常从其他流派中吸收营养。张扩从湖北庞安时、四川王朴为师，传于张师孟，师孟又传之张杲；程芝田传其学术于雷逸仙，逸仙之子少逸又传之新安程曦、罗美、汪钰等。正是这样相传，才不断丰富补充了一些内容。

我们看看绘画、篆刻，也有类似情况，他们写新安的山山水水，有出息者常能一亦师法，自成面目，他们涩刀拟古，力追演印，法力阴柔；有能力者却又能力矫时弊，使作品游刃恢恢，淳朴而凝重，达到前所未有。

故研究新安学派，在医学上除了研究各代表医家而外，更重要的，还在于善自向多方面学习，自我树立，才能给新安医学以新的生命，而不在各承家伎，墨守成规。

从两则病例看石山先生的精湛医术 ①

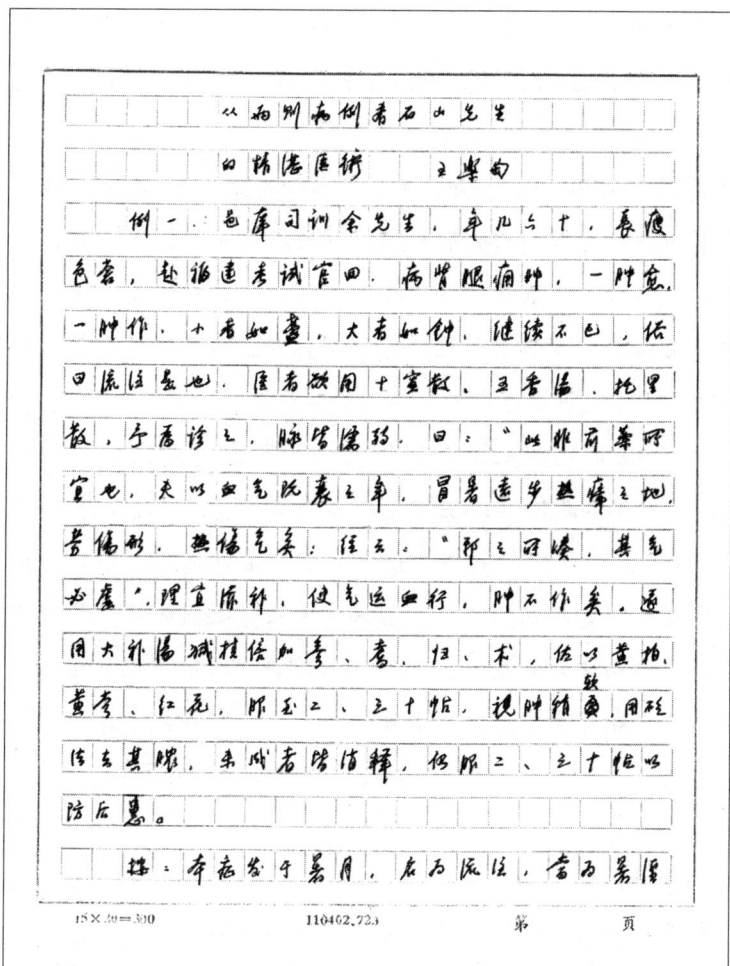

① 汪机（1463～1539），明代著名新安医家，字省之，别号石山，祁门人。撰有《石山医案》《本草会编》等。

案 1 邑庠司训①余先生，年几六十，长瘦色苍，赴福建考试官回，病背腿痛肿，一肿愈，一肿作，小者如盏，大者如钟，继续不已，俗曰流注是也，医者欲用十宣散、五香汤、托里散，余为诊之，脉皆濡弱，曰："此非前药所宜也，夫以血气既衰之年，冒暑远涉热瘴之地，劳伤形，热伤气矣。"

经云："邪之所凑，其气必虚。"理宜滋补，使气运血行，肿不作矣。遂用大补汤减桂倍加参、芪、归、术，佐以黄柏、黄芩、红花，服至二三十剂，视肿稍软，用砭法去其脓，未成者皆消释，仍服二三十剂以防后患。

按：本病发于暑月，名为流注，当为暑湿流注之候，一般系因暑湿蕴蒸，营卫经络阻滞所致。每可以一边化脓外溃，一边结块窜发，开始时仅两三枚，但陆续攻窜，最后可达十数枚之多。现时治法，以清化暑湿为主，佐以解毒攻消，如真人活命饮、清热消风散，以及六神丸、西黄醒消丸等。如患者始终无热，脓水又不尽，可以考虑人参养荣汤等扶正。

所以诊治本证，要在审其虚实，量其体质。此案石山先生之所以诊为"劳伤形，热伤气"，其诊断依据，主要是根据患者"年几六十，长瘦色苍""脉皆濡弱"等而来。似乎并不具体，揆厥缘由：清以前的医案，一般记述简略，只突出主症，将次要而可以作为鉴别者略去。其时舌诊尚不被强调，有经验的医生虽能有所见，以前人文献多略而不讲，所以也就从略。石山先生于脉诊确有研究，每于疑似之处，善用脉诊以作为诊断。本证虽用大剂参、芪、归、术，也配以黄柏、黄芩、红花，与纯用滋补还是不同。

案 2 一人年六十逾，色紫，平素过劳，好酒，病膈，食至膈不下，则就化为脓痰吐出，食肉过宿吐出尚不化也。初卧则气壅不安，稍久则定。医

① 邑庠：明清时称县学。 司训：县学教谕的别称。

用五膈宽中散、丁沉透膈汤或四物加寒凉之剂，或用二陈加耗消之剂，罔有效者，来就予治，脉皆浮洪弦虚，予曰：此大虚证也。

医见此脉，以为热证而用凉药，则愈助其阴而伤其阳，若以为痰为气而用二陈香燥之剂，则愈耗其气而伤其胃，是以病益甚也。况此病得之酒与劳也，酒性酷烈，耗血耗气，莫此为甚，又加以劳伤其胃，且年逾六十，血气已衰，脉见浮洪弦虚，非吉兆也，宜以人参9g，白术、归身、麦门冬各3g，白芍药2.4g，黄连0.9g，干姜1.2g，黄芩1.5g，陈皮2.1g，香附1.8g，煎服5剂，脉敛而膈颇宽，食亦进矣。

按：噎膈一症，自《内经》以降，代有发挥，至清·叶天士《临证指南·杨案》提出："气滞痰聚日壅，清阳莫展，脘管窄隘，不能食物，噎膈渐至矣。"初步阐明了本病症结之所在，确属可贵。

此案医者选用了《太平惠民和剂局方》之五膈宽中散、丁香透膈汤以及二陈、四物之剂化裁，不能说理论上毫无依据，但石山先生分析了患者吐脓痰，隔宿食肉尚不能化等病情，结合脉之浮洪弦虚，指出此为大虚之证，而患者得之酒与劳，且年逾六十，血气已衰，前此之药，非寒凉太过（四物加寒凉），即辛香耗液，所以用人参、麦冬、白芍等顾护气阴，配以少量芩、连、干姜等苦辛通降，护其液而降逆气，所以药后能够膈宽脉敛，而食渐进，痛苦之状，立即缓解。

读此案说明用药差之毫厘，可以谬以千里，而石山先生精于脉学，从脉之虚实以辨证之真假，其研究之深亦可想见。

此案石山先生已诊其为"非吉兆也"，后果终于怎样？很难臆测，但用方能使之立解痛苦，则是肯定的。

石山先生学问渊博，生平著述甚富，其《补订脉诀刊误》二卷，得后人称道。此书成于明·嘉靖二年，原为六朝·高阳生从王叔和《脉经》摄其要而成《脉诀》，元·戴起宗深以为病，因采诸家之论于歌括下予以集解，名曰《脉诀刊误》，元末至正二十五年，朱升得此书于南京郝安常，乃借而抄其节要，藏于歙县石门旧家，后世视为秘典，不轻示人。石山先生闻之，乃备重礼远涉，往拜其门，手录以归。该书因传抄日久，未免脱误，于是予以补缺正讹，又取诸家脉书要语及石山先生所撰《矫世惑脉论》附录于后，以补《刊误》未尽之言，尚实用而少空谈，因定名为《补订脉诀刊误》。

《明史·方技传》载："吴县张颐，祁门汪机，杞县李可大，常熟缪希雍，皆精通医术，治病多奇中。"石山先生学问精深，穷毕生精力而成十三种医著，不仅是新安一地，也是全国影响后世的医学家。

程杏轩 ①

——一位值得崇敬的乡先辈

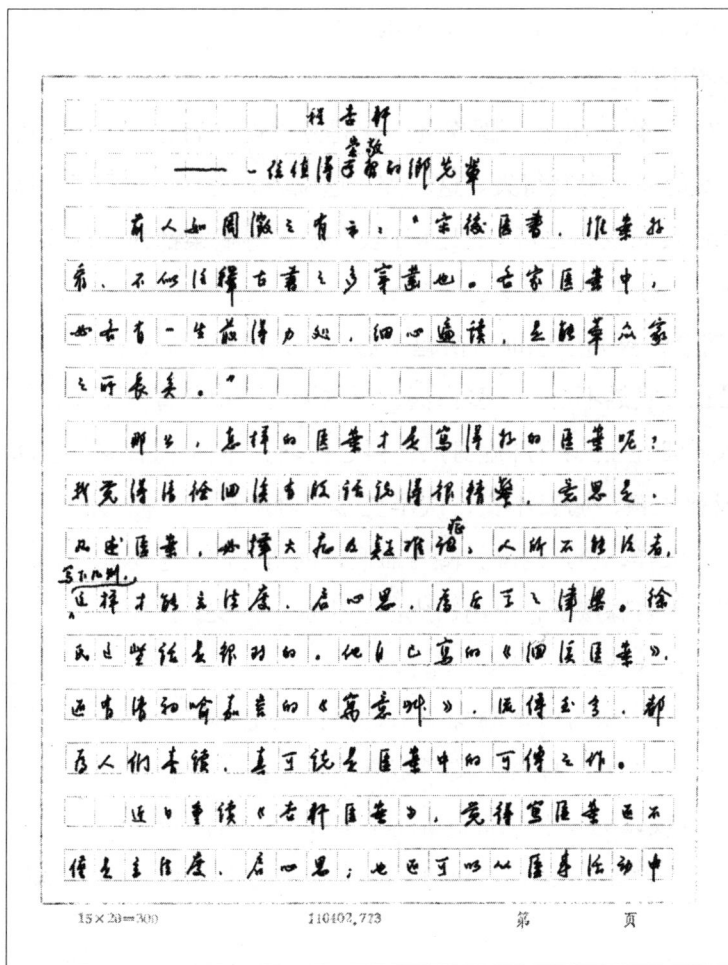

① 程文囿（1761～1777），清代著名新安医家，字观泉，号杏轩，歙县东溪人，著有《医述》
《杏轩医案》。

前人如周澂之有云："宋后医书，惟案好看，不似注释古书之多穿凿也。各家医案中，也各有一生最得力处，细心遍读，是能萃众家之所长矣。"

那么，怎样的医案才是写得好的医案呢？余觉得清·徐洄溪有段话说得很精警，意思是，凡述医案，必择大症及疑难症，人所不能治者，写下几则，这样才能立法度，启心思，为后学之津梁。徐氏这些话是很对的。他自己写的《洄溪医案》，还有清初喻嘉言的《寓意草》，流传至今，都为人们喜读，真可说是医案中的可传之作。

近日重读《杏轩医案》，觉得写医案还不仅是立法度，启心思，也还可以从医事活动中吸其经验，考其得失。这一点，这位老先生真是做到了，他所写的《汪木工感证舌胎变易之奇》《王木工反关脉》等病案都为人们树立了良好的范例。还是再抄下一段原文：

"汪木工年二旬余，夏间患感证，初起寒热呕泻，自汗头痛，他医予疏表和中药，呕泻虽止，发热不退，汗多口渴，形倦懒言，望色青白不泽，舌苔微黄而润，诊脉虚细，经云：'脉虚身热，得之伤暑。'因拟清暑益气汤加减，服药一剂，夜热更甚，谵妄不安，次早复诊，其脉更细，拟为阳证阴脉，及视舌苔，与昨大异，色紫内碎，凝有血痕，渴嗜冷饮。余思此证必内有热邪，蕴伏未透，当舍脉从证，改用白虎汤加生地、丹皮、黑栀、黄芩、竹叶、灯芯。

下午人来请云：服头煎药后，遍身汗出，谵狂虽定，神呆肢冷，不识何故？予往扪其手足，果冰冷异常，按脉至骨不见，阖目不省人事，知为热厥，命再进药，旁议以为体脉如此，怕系阴证，前药恐未合宜。予曰：此非阴证，乃阳极似阴耳，若误投热剂则殆。否则，今晚勿药，明日再看何如？

众然之，次日神呆略回，体脉如故，视其舌苔，又与昨异，形短而厚，满舌俱起紫疱，大如葡萄，并有青、黄、黑、绿杂色，腻苔罩于其上，予甚惊异，辞以不活，其母哀恳拯救，予悯之，揣摩再四，令取紫雪蜜调涂舌，于前方内加入犀角、黄连、玄参以清热，金汁、人中黄、银花、绿豆以解毒，另用雪水煎药。翌日再诊，厥回脉出，观其舌，疱消苔退，仅干紫耳，再剂，热净神清，舌色如常。

是役也，予虽能审其阳证似阴于后，然未能察其实证类虚于前，自咎学力未到，但生平历治伤寒温病诸候，曾未见此舌苔之异，且诊视五日，变幻如出五人。前贤诸书，亦鲜言及，真匪夷所思也。谚云：'读尽王叔和，不如临证多。'洵非妄语。"

按：观此案，患者显系暑热扰及阳明血分，程氏之失，就在于惑于"脉虚身热"一语，执经文而予以清暑益气之方，遂至变症蜂起了。然而脉虚而又神倦，舌苔又仅是润而淡黄，倒真有点像是"气虚身热"，关键恐还在于选药，如果不选用东垣方，而能像后来的王孟英立益气阴而透邪，或不至有以后的变局吧？幸而复诊时断以"阳证似阴"，终于使危局得到挽回，末一诊用紫雪，既果敢，又得力。此老终不愧是此间老手。

此案之可贵，在于医者能从中吸取教训，能够"自咎学力未到"，真是难能可贵。前人治案，能够在叙述治验中像这样引为自咎的极少极少，即今人医案医话中如此者亦不多，然而，这种求实态度，才是做医生应有的态度。因为医学是一门科学，科学就来不得一点虚假。

以上是《汪木工感证舌胎变易之奇》案。还有《王木工反关脉案》，内容虽不多，但其人久久无脉，几乎误诊，最后才发现是反关脉，他没有说一诊便断为反关脉，态度是很老实的。

程杏轩先生是一位学问渊博的医家，也是一位学者，观其全部临证治案，案语之清华，治疗之奇效，见解之精辟，而又绝无模糊影响之谈，在清以来诸家医案中，实不多见。先生博极群书，辑成了《医述》十六卷，孟河费晋卿先生极称道之，谓《医述》一书，"远绍旁搜，钩玄提要，博而能约"，虽说是"述而不作"，其实"功过作者远甚"。

我们曾将《医述》一书加以校点，并开始着手编写了《续医述》，重点放在清道光以后。又因为，程氏书有希望后人能"补其阙略"之文，我们当时理解，是不仅在程氏以后的新的资料可补，即程氏以前，凡属医事文献中之确属精要者，也可以予以充实进去。

通过《续医述》的编写，我们才理解到，选择古医书并不是我们想象的那样简单，仅仅浏览一下古今文献远远不够，要严于去取，就得深入进去，这也就得要有个人见解。程氏以一人之力，而成就那样的巨著，非真正"博而能约"，实在是难以办到的。

在我国学术领域里，有的人未必著作等身，但其著作千锤百炼，在学术史上显耀着光辉，永远磨灭不了。医学领域何尝例外，程杏轩先生便属于那样的学者。

先生又工诗，取法于陶渊明、韦应物一路，诗风清淡自然，读其诗如见其人，以致乡先辈鲍觉生为之击节，但这只是医事而外的余事了。

读程钟龄《医学心悟》①

《医学心悟》作者程国彭，字钟龄，别号普明子。清·康、雍间，徽州歙县人。少时多病而留心研究医药，习之既久，造诣日深，渐渐地"四方求治者日益繁，四方从游者日益众"。

程氏认为，医道精微，学习入门要专一，思考问题要深入，倘若浅尝辄止，则无法问津。他自己常为一个问题，昼夜追思，一旦有得，便立即写成笔记。《医学心悟》一书，便是作者三十年勤奋积累的硕果。

程氏认为，医学自《内》《难》而下，首推仲景，然他虽论伤寒，但于温热、温疫之旨未畅；河间论温热，而于内伤有未备；东垣详之于内伤，但于阴虚之论有欠缺；朱丹溪推而广之，于是又有"阳有余，阴不足"之论。

总之，前人理论，合之可得其全，分之只见其偏。《医学心悟》以其六卷力图综合各家，做到立论持平不偏。现就如下几方面，作一探讨：

一、对病因的认识

程氏认为，人身之得病，以风、寒、暑、湿、燥、火、喜、怒、忧、思、悲、恐、惊以及阳虚、阴虚、伤食十九字足可尽之。而这十九字又总的

---

① 本文原刊载《安徽中医学院学报》1982年第3期10～13页。

只是内伤与外感两大端而已。

程氏主张，凡一切外感，逐邪是为主要，不可轻易用补；内伤则要看到虚的一面，不可轻易用泻。至于泻中用补，补中用泻，这要看情况，并注意权衡得宜。还有火极似水，水极似火，虚证似实，实证似虚等疑似证，不仅证情复杂，而且多是重候，更需明辨。总之，医道至繁，务在得其要领，方能执简驭繁，所谓执其要者，一言而终；不得其要，流散无穷。

二、八纲分证

程氏认为，病有总要，寒、热、虚、实、表、里、阴、阳，八者而已，病情既不外此，辨证的方法也就不出此。他将这八者归纳成八种证候，即现在所说的"八纲分证"。八纲分证，务在抓住一些最有代表性的症状。如：

（1）辨寒热：全在口渴之有无，渴而消水与不消水，饮食喜热与喜冷，烦躁还是厥逆，溺之清长还是赤短，便之溏结以及脉之迟数等。

（2）辨虚实：主要可从汗之有无，胸腹胀痛减与不减，痛之拒按或喜按，病之新久，体质之强弱，脉之虚实等。

（3）辨表里：主要是辨发热或潮热，恶寒或恶热，有无头痛或腹痛，鼻塞还是口燥，有无舌苔以及脉之浮沉等。

（4）至于辨阴阳，是统上面六者而言，如热、实、表可归属于阳；寒、虚、里可归属于阴。且分出阳中之阴（寒邪在表）、阴中之阳（热邪在里）、阴中之阴（寒邪入里）、阳中之阳（热邪在表）等的不同。

很显然，八纲分证，来自《伤寒论》的六经分证，并加以归纳，使之系统化，其整理之功是不可磨灭的。

三、分治疗为八法

《医学心悟》问世以前，医家论治仅分五法或六法，程氏则扩充为汗、吐、下、和、温、清、补、消八法，集仲景而下各家之说于一炉，字字珠玉，"一法之中，八法备焉；'八法'之中，百法备焉。病变虽多，而法归于一"。说明只要善自运用，"八法"可以变化出好多种法。

"八法"是全书的最精粹部分，过去余乡医家师徒相授《内》《难》《伤寒》之外，此篇常被列为必须熟读的内容。余至今重温此书，仍然从中受到不少启发。

四、对"火"的认识和处理

《内经》有"壮火""少火"之名，后人分"天火""人火""君火""相火"以及"龙火""雷火"。元·朱丹溪则概括为"虚火"与"实火"。

程氏认为，实火系指六淫之邪或饮食所伤之火，自外而入；虚火系指七情色欲和劳役耗神所生之火，自内而发。实火如贼，虚火如子，故又可称"贼火"与"子火"。贼则宜驱，子则宜养。人固不可以认贼作子，更不可以认子作贼。

（1）驱贼火有四法

一曰发，风寒壅闭，火邪内郁，宜升而发之。

二曰清，内热炽盛，宜凉而清之。

三曰攻，火气郁结，而成热实，宜通腑彻热。

四曰制，热气怫郁，清之不去，攻之不可，多因真水有亏，不能制火，宜滋其肾，所谓"寒之不寒，是无火也"。

（2）养子火也有四法

一曰达，肝气郁结，五郁相因，当顺其性而升之，所谓"木郁则达之"。

二曰滋，虚火上炎，宜滋其水，所谓"壮水之主，以制阳光"。

三曰温，劳役神疲，元气受伤，阴火乘其位，宜甘温以除大热，所谓"劳者温之"。

四曰引，肾气虚寒，逼其无根失守之火，浮游于上，宜以辛热杂之壮水药中，导火下行，所谓"引火归元"。

然当邪盛正虚时，每有用养子之法借为驱贼之方（如滋水制火），但驱贼之法绝无用作养子之理。因养正而邪自除，理之所有；伐正而能保身，理之所无。因养正与祛邪之间，养正又居于首位。当然，如联系程氏对待外感与内伤的治病原则来看，养正一法也不是轻易就能使用的。

五、对外感病的认识和处理

程氏对外感病的认识和处理，虽宗仲景，并吸取了后世诸家经验，但经其归纳，便觉得极好掌握。

（1）认为伤寒主治，可以概括为表、里、寒、热四字，并可详分为以下八个方面：

表寒：即伤寒初起邪客太阳，法当表散。

里寒：即寒邪直入阴经，法当急温之。

表热：即冬不藏精，受寒后不即发，至春感温气而发病，至夏感热气而发病，当解肌清热。

里热：即外邪传里而从热化，甚则热结，法当清下。

表里皆热：即《伤寒论》中的白虎汤证，外而肌肉，内而脏腑，热气熏蒸，充斥表里，治当外透内清。

表里皆寒：即外受寒邪，复兼直中于里，即两感寒证，治如仲景之麻附细辛汤。

表寒里热：即两经同病，或太阳、少阴同病，或阳明、太阴同病，或少阳、厥阴同病，阳经尚有寒邪，阴经已成热证；或火郁在内，复兼外感，而成表寒里热之候；另有火亢已极，反兼胜己之化，以致火极似水，内热闭结，外反恶寒，即所谓真热假寒。

表热里寒：有本体虚寒，复感温热，标热本寒；或阴寒在内，格阳于外，其表似热，其里实寒，实是一种真寒假热。

程氏以为，伤寒变证虽多，总不出表里寒热四字；表里寒热变化莫测，总不出此八言以为纲领。程氏自谓寝馈于兹三十年，得之于心，应之于手，四字八言，是他对伤寒的总结。

（2）认为疫病可分为来路两条，去路三条，治法五条

来路两条：一是为天之疫，即"非其时而有其气"，疫邪自经络而入；一是在人之疫，即一人之病，染及一室，一室之病，染及一乡，互相传染，邪从口鼻而入。

去路三条：即在天之疫，从经络而入，宜分寒热，用辛温辛凉散邪，使从经络入者仍从经络而出；在人之疫，从口鼻而入，宜用芳香之药以解秽，使从口鼻入者仍从口鼻出；至于经络口鼻之邪，传至脏腑，毒气内归，非疏通肠胃，无由以解其毒，治当通下，下后余热未尽者则清之，务使脏腑之邪，从下而出。

治法五条：即解散、逐秽、清中、攻下四法再加一补法，主要针对体虚挟邪而来。

程氏以为，熟此五法而融会贯通，则治疫之道也就在此了。

（3）认为六气相杂最须明辨

程氏认为，六气如果相杂为病，则症状复杂，最须明辨。其中，冬月致病只三字：风、寒、火；春兼四字：即上三字加湿；夏兼五字：即上四字加暑；秋兼四字：风、寒、燥、火。

他特别举出夏兼五字，认为分见则治易，互见则治难。

六、对内伤杂病的认识和处理

程氏认为，内伤杂病，也可以将其归纳为四个字，即气、血、痰、郁。气虚者主用四君辈；气实者则香苏、平胃之类；血虚者主用四物辈；血实者则手拈、失笑之类；寻常之痰可用二陈辈，顽痰胶固致生怪症者，自非滚痰丸之类不济；些小之郁可用越鞠、逍遥辈；至于五郁相混，以致腹膨肿满，二便不通者，自非神佑、承气之类不济。

总之，寻常治法，取其平善，如病势急重则须峻剂，一味退缩则病不除。但，如不察脉气，不识病情，浪施攻击，则为害尤烈。故，平时务将气、血、痰、郁四者反复研究，临证时再在这一基础上辨清寒热、轻重与缓急，一毫不爽。那么，治内伤杂证之法，也就思过半了。

七、效方举例

（1）止嗽散：用于诸般咳嗽之方，该书"咳嗽门"并列举了本方的许多加减法，只要擅自化裁，不仅用于风寒咳嗽，即风热、阴虚、脾弱等伴有咳嗽者，随证加入，同样通用。鲍相璈将本方采入《验方新编》，唐容川谓其"温润和平，不寒不热，有清金宁肺之功"，可知其已为医家普遍采用。

（2）治疫清凉散：此为程氏治疫之通用方，临证再随症加减，方中人中黄为解毒避秽之要药，是程氏治疫中不可缺少之药。

（3）加味香苏散：此方系从《局方》香苏散化裁而来，为程氏用于感冒之通治方，药稳而验。后来陈念祖将此方收入《时方歌括》，认为"解肌之活法，亦所当知"。陈氏推崇仲景，鄙时方为不足道，但亦不得不承认该方为临床常用。

（4）人参膏：虚人欲脱之证，非此不为功。无力服参者，可取大剂党参、黄芪煎膏代之。

（5）千金清暑丸：此程氏常用于治暑昏愦之方，他曾嘱各村贮备应用，以为救济之术，并嘱同道预备此药，以便仓猝间使用，可以想见，当时此药所起的作用了。

（6）益母胜金丹：此程氏用于调经之基本方，临证化裁可用于多种类型的月经不调。余曾以本方为基本方，血热加酒芩；血寒加艾叶、乌药、炮姜；经来乳胀加娑罗子、青皮、橘核；经来量多色鲜者去川芎，加阿胶、藕节；经来浮肿加淡姜衣、五加皮、茯苓皮、防己等，均能取得一定效果。

（7）手拈散：此程氏治血积心痛之方，按临床应用，凡证挟瘀者，此药俱可酌情加入。

（8）加味七神丸：此程氏治肾泻之方，从四神扩充，尤为稳健。余曾用本方加干姜、黄连、莱菔英等，治疗经西医诊断的慢性结肠炎，有一定效果。

（9）消瘰丸：程氏谓曾刻此方普送，以治瘰疬。余过去巡回医疗，曾用本方以治瘰疬，感到方似平淡，却每每奏效。

（10）栀连二陈汤：程氏以治嘈杂之挟痰与火者。验之临床，的确是一个擅自化裁的好方。

《医学心悟》一书，篇幅不多，效方却不少，以上仅举其一斑而已。程氏自谓"苦心揣摩而得"，是一点也不夸张的。

前人著作能发挥一己之见，卓然自立者，固然不乏其例，但不少是只取"述而不作"，能就自己临证所得，系统整理前人经验，言多中肯者，程氏此书即是一例。人们习惯上常会尚高深而轻坦易，其实如没有深入的研究，要坦易并不容易。

有人认为，一个作家应该了解的，要比写在纸上的多得多，余想写一部医学著作也同样如此。程氏说他"寝馈于兹三十余年"，这种认真严肃对待著述的态度，也是值得我们效法的。

论王仲奇医案的特色 [①]

王仲奇先生是我国近代一位很有影响的临床医学大家。他的医案曾部分选刊于《中医杂志》《近代中医流派经验选集》等。最近，安徽科技出版社出版了《王仲奇医案》，是书收载的709案，对王氏整个一生的学术经验来说，可谓是医案遗珍，足资后学细读揣摩。现就余启悟所得，探讨如下。

一、专于明证，重经络追本穷源

脏腑之表里，气血之周流，无不由经络相沟通。然脏腑之病变，气血之盛衰，亦无不与经络相关联。王氏治病辨证，处处以经络为依据，阐发脏腑病变机制。

如：一患者病耳聋，闻声在近若远，呼吸不以鼻而以口。仲奇诊曰："头者，精明之府；耳者，宗脉所聚；肾主精，生脑，开窍于耳。肾脏精气有亏，督脉精血不充，脑力亦自虚弱。"又"督脉为阳脉之海，而终于鼻柱素髎。头象天，为诸阳之会。"

耳聋一症，王氏以督脉辨证，言其分布部位、本经穴名、功能和病证。与脑相络，与肾相关，责之于肾脏精气亏损，督脉精血不充，脑力虚弱。审

---

① 本文原刊载于《中医杂志》1993年第34卷第12期第713～715页。

因明证，而拟益肾家之精气，以安脑和阳法治之。

又如：一妇产后晕厥，便难、心烦、欠寐、嗳逆、头眩迭见。仲奇诊为："热伤营络，胎之失所养而产，产后复热兼旬，任脉之阴被吸，小溲痛苦，难以名状。盖任脉起于少腹以下骨中央，女子入系廷孔也。任脉隶属于肝，任脉既伤，肝脏自病，肝阴愈耗，肝气愈横。""肝为刚脏，诚恐一厥再厥。拟用养肝之血，疏肝之气。"

于此案，可见王氏见病辨证，不忘经络，循流探源，察标洞本，把脏腑、经络、气血结合起来，认定病证的指归，求本论治，使刚脏得涵养，木郁可条达。

仲奇以经络辨证，岂止以上所举，"诸窍"门之耳聋，"肝阳、肝风"门之晕厥，辨治中风、黄疸、蓄血、瘕癖、胀满等，无不得心应手，颇具卓识。

汪某，初诊时眩晕、举步浮荡、记忆善忘、语言滞涩、脉濡稍弦。仲奇议曰："肾脉起足心入跟中，络于舌"乃"肾脏精髓有亏，脑力为之不赡，宗脉失所荣养为病"。拟填下强阴法，药用淡苁蓉、金钗斛、潼沙苑、龙牡、炙龟甲、覆盆子、远志肉、怀牛膝、甘枸杞、金毛脊、楮实子等，半月后三诊时，则精气较复，宗脉渐荣，眩晕已安，步履稳健，语涩较利，记忆稍强。宗原意拟膏方调理补摄之，逾二月渐愈。

说明王氏辨治本案中风，发病由于内虚，并有经络、脏腑各异。何处有损，其处即当病，治疗以扶其不足为主，安脏腑以和风阳。察病机，审气宜，全在治法以防瘈疭于未然。王氏辨证处方，乃立权衡以为后学之矜式。

二、酌盈济虚，以升降振衣揭领

阴阳五行，参伍错综，迭相为用。气有偏胜，故理有扶抑。其间轻重疾徐，酌其盈，济其虚，补其偏，救其弊，审察乎毫厘之际，批导乎却窾之中。这是王仲奇学术思想的基本观点。王氏所说的"酌盈济虚"，主要是针对"气有偏胜"而采取的扶抑措施。

如：一郁证，仲奇判为："清阳失旋，乾纲不振，痰气抑郁作祟而蒙于上，精神为之痿靡，神恍善忘，清窍不宣，心常怦怦然，志意不乐，或呕痰吐酸。法当振其乾纲，使清阳复辟，阴贼群小，岂能蛊惑者乎！"药用灵磁石、旋覆花、西菖蒲、全当归、生于术、野茯苓、桂枝、淡干姜、北细辛、益智仁、法半夏等。

郁之为病，非正一端。本案乃病久痰气所致，王氏用药苦辛滑润宣通，开发运动，鼓舞清阳，以利枢机。以升清阳、降浊阴法，使"阴贼群小"之痰气抑郁，不攻自解。实可谓构思灵巧，意甚深微。

又如：席某，形瘦容黄，面浮足肿，脐下少腹膨胀，按之软而不坚，脉濡弦。仲奇诊曰："清阳单薄，脾元委顿，机运不为灵转，气化阻滞不行"。判定："此非实胀。"方用：川桂枝、连皮茯、广皮、于术、白蔻壳、佩兰、川椒目、泡吴萸、桑白皮、淡姜渣、路路通等。

此案病由咳嗽而来，有病先起处及肿胀之甚部，乃属手太阴肺之治节不利，足太阴脾之清气不升而下溜，虚气留滞，肺、脾二脏之气结而不行。故王氏不见胀治胀，从两太阴治，以温阳、运脾、化气法，避免了"无物可荡而强荡之，则阳愈微，脾愈困"。诚为对症之方，而输化之机自裕。

三、药性专长，求辨证切合病情

仲奇制方，务求切合病情，他赞赏徐灵胎"药性专长之说"，注意选择具有针对性药物，或以单方参入复方，或时方、经方并蓄。如治胃病，用《金匮》瓜蒌薤白半夏汤合左金丸。取单方力专而厚，因药"各有功能，可以变易血气以除疾病，此药之力也"，图犹如劲兵，专走一路，则足以破垒擒王。辨证用之，每收良效。

　　治脾胃病，脘腹痛诸疾，王氏善用法半夏，取其引阳入阴，发脾土之阳气，由阳而化阴，以和胃而通阴阳。帅某，"脘中时或作嘈如饥，食即安适，不食则难过殊甚。或如击伤，夜卧则觉有气窜动，忽上忽下，大便溏，嗳气泄气则舒，脉弦滑。"仲奇诊为"肠胃并病"，予以治当两顾。方用：法半夏、橘红衣、旋覆花、无花果、淮小麦、肉果、生薏仁、白豆蔻、野茯苓、炒谷芽、陈六神曲、佩兰等。一诊后"脘中作嘈难过业已舒适，肠腑逆气窜动亦见平伏"，二诊后病即愈。方中即以法半夏为君药。

　　仲奇曾在接治程门雪用调理脾肾法治疗慢性泄泻的处方上写了批语："此方可服，再加蛇含石12g"。原为屡服无效的方子，仅仅被王氏加上一味药，多年宿疾出奇地治愈了。由此，程门雪老深慕王氏医术的精通。

　　仲奇医案中，凡泄泻，他多用蛇含石、于术、防风；治消渴，他善用海蛤粉、乌梅肉；治淋浊，擅用紫贝齿、川萆薢；治不寐，常用龙牡、法半夏、磁石；治痢疾，每用禹余粮、于术、白芍、莱菔英；治哮喘，则用甜葶苈、鹅管石、法半夏等；取"药专则力厚，自有奇效。"王氏既注重药性专长，又能辨证立方；既守法度，又不拘泥。

　　仲奇治脐腹胀闷，体常畏冷，大便秘结证，谓"小肠回旋叠积，位居环脐腹中，职司变化受盛"。责之于"脾肾阳困，气不运行，火府亦呆滞不通。"考诸经旨，"以小肠附丽于左尺，则知小肠受盛变化，当然与肾有连带关系也"。而与温润通法，药用：锁阳、红花、全当归、枳壳、火麻仁、石菖蒲、桃仁、砂仁、川楝子、沉香曲、陈大麦。

　　用锁阳为君，补阴气，益精血，利大便。丹溪谓其"虚人大便燥结者，啖之可代苁蓉"。红花、当归、桃仁为血分药，合麻仁润以滑之，治大便秘；枳壳、沉香为降气之剂，肺与大肠相表里，肺气降则通大便；砂仁香而能窜，川楝子气薄味厚而降，以助锁阳达下之旨；菖蒲利窍药，彼以通耳目，此则利后阴；陈大麦平凉滑腻，平胃化谷食、消胀闷，合病情以资食治。全方"分观之而无药弗切乎病情，合观之而无方不本乎古法"。

四、医患相得，促正气以抗病邪

王氏医案中用药切病，不仅切见，而且切体质，切病因、切病机、切气候，切人事精神。所以，他论邪正关系，先肯定"物必先腐而后虫生"，继之尝谓"人必先伤而后邪入"。这与《内经》"邪之所凑，其气必虚"的说法是一致的，更有临床发挥者。王氏重视患者的精神因素，认为人可以因郁致病，病又可以使郁加重。

如：某妇，小产后月经不调，受惊恐后烦躁寐少。仲奇案曰："冲脉者，经脉之海也，女子系胞即系乎此。然胞脉属心，而络于胞中。小产脉海受伤，心血暗耗，渐失其荣溉贯输之用，而心脏之舒缩亦失其常。心，君火也，主血藏神。女子以血为主，心血有所亏，神失其所倚。肝脏相火内寄，心主不明，肝火得擅权而跋扈矣。悸怔不安，由是以起。……去岁复受惊骇恐怖，心气因震荡而不宁，肝火乘隙而愈亢，心烦恶躁，夜少安寐，头脑昏蒙，内热燔灼，沓来纷至。……今仅廿日一行，经血之妄行尤信而有征矣。肝主谋虑，心之官则思，心君肝相，各造其偏而不融洽，欲意乐而无思虑，其可得耶？吾故曰：思虑亦病中之一症也。"月经不调，诸因宜审，王氏于此案辨证求因，可谓全面深入，细致入微而又独到。重视患者的精神作用，并常嘱患者"以恬愉为务，无恚嗔之心，仁者不忧，智者不惑。"

历代医家中有学识经验的，都非常重视正气的作用。"只要精气复得一分，便减一分病象"（叶天士）。王氏医案中，调停于虚实之间，用药之时，更详轻重，处处顾护正气，其具体内容，不胜列举。必须指出的是，仲奇于复诊病案的记述，同初诊一样客观、认真、详尽，注重服药治疗过程中病势的转化，或发展，或减退，或向愈，均一一详述。出入加减，理法方药具备，使前后病案一致，脉络贯通，务使津液充溢，敷布脏络，营养肌肤；脾运灵转，胃气醒豁，腑通便利；脑髓充实，肝柔肾坚，心宁神守。

研"伤寒"者不可小视吴鞠通

研"伤寒"者不可小视吴鞠通

现在中医院校课程安排，中基、中药、方剂以及临床各科之外，另内经、伤寒、金匮等古典著作规列为必修课程。每有一专考试考核制度，学它而精者固然之寥寥之不少之事。连些过去被视为"经典"的古代著作，已不再是很为神秘之事了。尽管其中有些学问超前人没有说清，后人也难以弄个一律。但至，在过去封建时期，有医者能够解释伤寒金匮诸书，能够明其中一二两十问题答求者诸，实在是一件了不起的事。综其原目，措者有如下几方面：

①有的医生为糊口计，以《医宗金鉴》、《诊脉指南》、《汤头歌诀》等为入门之书，浅尝辄止，便生而问世；

②社会上确有一部分"名医"，根本就不

现在中医院校课程安排，中医基础理论、中药学、方剂学以及临床各科而外，《内经》《伤寒论》《金匮要略》等古典著作也列为必修课程，并有一套考试考核制度，学习有得者还对之发表了不少文章，这些过去被视为"经典"的古代著作，能够对其研习，已不再是很为神秘之事了，尽管其中有些问题前人没有说清，后人也就人各一解。

但是，在过去有一时期，为医者能够解释《伤寒论》《金匮要略》诸书，能够对其中一两个问题发表言论，实在是一番了不起的事。终其原因，余看有如下几个方面：

一是，有的医生为糊口计，以《医宗必读》《临证指南》《汤头歌诀》等为入门之书，浅尝辄止，便出而问世。

二是，社会上确有一部分"市医"，根本就不读书，凭着熟记的几个成方，为人治病，成则居功，败则诿过，他们的主要精力是在人事的应酬上。

在医疗队伍中出现了上述的医生，自然为学人所不齿了。但是，有人却将责任推到叶天士、吴鞠通等医家身上，这实在是太不公允的。至少，也是一种门户之见吧！

近人程门雪，可说是对仲景学说有研究的医家，他在《未刻本叶氏医案》的校读记中，便对叶氏有着持平之论，他说："近人以叶派与长沙相距，以为学天士者，便非长沙，学长沙者，不可涉天士，真真奇怪之极！……不知叶氏对于仲师之学，极有根底也。案中所载，历历可征，诋者苟澄意阅之，不致狂言如呓矣。"

鞠通私淑天士之学，对于仲景之书，同样极有根底，且亦未尝不用仲景方，可以随便举出例子：

（1）中风漏汗，兼之肾水上凌心，心悸腹痛，昨用桂枝加附子汤，诸症已退，今左脉沉缓，表虽清而浊阴未退。议桂、苓托肾邪，归、茴温冲脉，吴萸、半夏、生姜两和肝胃，白芍以收阴气，合桂枝而调营卫，加黄芩一以清风化之热，合诸药为苦辛通法，此外感之余，兼有下焦里证之治法也。

（2）症似温热，但心下两胁俱胀，舌白，渴不多饮，呕恶嗳气，则非温热，而从湿温例矣，用生姜泻心汤之苦辛通降法。

（3）内暑外寒相搏，既欲成疟，大便溏泻，恐致成痢，口干不渴，经谓："自利不渴者属太阴也，合之腹痛则更可知矣。"仲景谓："表急急当救表，里急急当救里。"兹表里无急之象，议两和之，救表仍用柴胡桂枝各半汤法，以太少两经俱有邪也；救里与理中汤。

（4）先暑后风，大汗如雨，恶寒不可解，先服桂枝汤一帖，为君之桂枝用二两，尽剂，毫无效验，次日用桂枝八两，服半帖而愈……

上面只是从鞠通临证治案中随便摘取几个例子，便足以窥见其善用仲景方之一斑了。至于辨证之精切不肤，遣药之甚为切实，较之用大枣三五枚，生姜二三片，而自诩为"经方派"者，可说大不一样的。

总之，古医家之能从前人成法中提出新见，方为善学。医学之发展，主要应归功于善于开拓之士。当然，新见未必尽确，提出不同看法与之争鸣是可以的，认为新的出现"古道遂湮"就要具体分析了。

中医院校的毕业生，如果不过好实习关，纵然熟悉"经典"，也还是不能解决实际问题，可知"经典"也不是万能的。

简谈武威汉代医简的发现及其在医学史上的重要意义

　　地处西北的祁连山麓，距甘肃省武威县城约二十里，是一片冲积的黄土山坡地，其地形由西向东倾斜，由于山洪的多年冲刷，形成几条东西向的山沟，在坡地东部一条小沟西岸的高处，埋藏着成批医简的东汉土扩墓。

　　1972年11月，武威县柏树公社在旱滩坡地一带兴修水利工程，于挖土中发现了古墓，经该社党委向地、县有关部门作了汇报，地、县主管文化单位即配合甘肃省博物馆到现场进行了清理，从中找出简78枚，牍14枚。简的质地系松木和杨木，与过去西北地区所出汉简基本相同，经过分类排比，初步将简分为二类。

　　（1）第一类简：呈黑褐色，腐朽残损较甚，有的字迹也不清，但有的还是能看得清楚，内容为内科、外科、妇科以及五官科的医方，特别是有数简为针灸方面的记录，在医简中尚属首次发现，这部分简（包括残损）计41枚。

　　（2）第二类简：为浅黄色，完整如新，内容也属于治疗各科的医方，其中有的还属于疑难病症，这类简计27枚。

　　木牍前说现存14枚，略有残损，字迹部分模糊不清。木牍的质地多为松木，牍文也是墨书。正反面书写，每面行数不等，一般为两行，也有多至六行的，但其中也有二牍为单面书写。其中有一牍为单行书写，内容也是医方，其中有一牍专记药物价值，另有二牍属于迷信禁忌之类。还有的牍之中标出"公孙君方""建威耿将军方""东海白水侯所奏男子有七疾七伤方"等。大概是当时的官员，名医的有疗效的医方。

总之，在92枚简牍中保存了比较完整的医方三十余个，所列药物近百味，并详细记载了病名、病状、药物以及剂量、制作方法等。属于针灸的尚有刺疗禁忌等。

书体，基本是隶书笔法，也有隶篆意的，很接近于人们常看到的汉代碑刻，但因为是手写，所以在艺术上很有借鉴价值。

至于简与牍的区分，则是书于竹板的叫简，书于木片的叫牍。唐·吕尚云："小竹为简，木版为牍"，但从武威出土的简牍来看，大体都是木制，我们只能从大小来分，狭而小的为简，比较宽大的为牍了。但在最初，简确是竹制，所以简字从竹，竹制简时要烤去竹汗，否则滑不受漆墨，这个烤的过程叫汗青。文天祥所云"人生自古谁无死，留取丹青照汗青"，便是说，留下自己一片赤诚之心，照耀到历史上的一页，汗青便引申为历史了。

武威医药简牍的出土，不仅是我国考古学上的一重大发现，也是我国医学史上的一件大事，它对研究我国古代医学，特别是汉代医学具有非常重要的意义。

新中国成立前，在我国西北地区曾经发掘出大批汉简，多数为帝国主义分子掠去，而所发现的汉简中，属于医药的简牍又寥寥无几，因此，武威医药简牍的出现就更具有现实意义了。

今天，我们所能看到的最早医学文献，是战国到秦汉时期的《黄帝内经》《神农本草经》《难经》《伤寒杂病论》等，这些古典著作的原稿已无法看到，我们所能看到的只是经过辗转传抄，修订而刊印的，它的本来面目到底是怎样，这就给我们学习研究带来了很大的局限性，人们很难区分那些是原书作者的意见，还是后人增加的内容。武威简牍既然是迄今所发现的我国最早的医药原始文物，它在一定程度上反映了汉代的医药水平和真实情况，也就为我们研究汉代医药的历史提供了重要的依据。

武威医药简牍内容相当丰富，包括久咳上气、气逆、喉中如百虫鸣、声音嘶哑、鼻不利、灋、头痛、胁痛、腹胀、臃肿、便血、小便难、金创出脓血、胫寒、囊下痒、不仁等各个系统的疾病。在药物方面，计有植物药63种，动物药12种，矿物药16种，其他尚有醇酒、豉汁等。

药物剂型有汤、丸、散、醴及栓等，用药方法更是多种多样，内服而外，尚有敷目、塞耳、指摩、汗之、灌鼻、塞鼻等多种，说明过去医生用药并不是单一采用内服的。现在，我们除外洗外，别的外用法就少用了。

还有一点，便是药物在简牍中大都是作为复方的成分而出现的，一个方中少则两三味，多可达十五味，从单方到复方有一个相当的过程，而当时对于复方的复杂性能已经掌握得比较好了。

在各种药物的制剂方面，铜制的医疗器具已很盛行。简文中多处提到要铜器冶合，铜的性能一般来说比较稳定，不致影响药效。我们少时看到前辈处方，就有"右药入铜锅内，先以急火煎熬……"等写法，后来自己也学着写。其实早在汉代，人们便已掌握到这一原理了。

简牍出于甘肃，这是少数民族聚居的地区，从简文内容看到有一定的地方色彩，而药物绝无东南沿海一带的海产，这说明是西北地区的医疗记录，但均用汉文书写，说明汉民族文化影响到西北的程度。

从《内经》成书到武威汉简时代，估计经历了几百年的时间，武威汉简虽不多，但也可以看出医学史上一个总的趋势。例如：《内经》关于伏梁裹脓这一症的记载，认为此症"不可治，治之每切按之致死。"简牍中治此病却没有为《内经》的基调所束缚，提出了治伏梁裹脓症的方剂为："大黄、黄芩、芍药各一两，消石二两，桂一尺……"的治疗方法，不管这个方的效果怎样，但我们已经看到在九百年后的人们通过实践，对其病已经找出了一些治疗方法了。

（整理者按：原文以下主要从书法艺术角度论述，此处删略）

读《温病条辨·燥气论》

读《温病条辨·燥气论》

清代医家吴鞠通，论温恪守一本叶天士，但在燥气致病方面，却对叶氏有微辞。他《医之病书》里，称引叶氏之书，"博而能精"，但"书间有不精者，不遏如不识燥证。"所以他在《温病条辨》里，于上焦篇秋燥一节之后，又补上"秋燥之气，轻则属燥，重则属寒。化气为湿，复气为火"等若干条，仍觉义有未畅。复于"杂说"中加《燥气论》一篇，以附于《温病条辨》之末，把这个问题再一次作了申述。

吴氏认为：在上焦分论里所叙的燥证，大旨是化燥伤津之证。（因为金必克木，受金克，则木复母仇，于是火来胜金。）对这一证候往以辛甘微凉之味对付。因属按照胜复之理，此时之燥邪，已经由正化转而为对化，由寒从清代医家吴鞠通，论温一本叶天士。但在燥气致病方面，却对叶氏有微辞，他在《医医病书》里，提到叶氏之书"博而能精"，但"其间有不精者，不过如不识燥证"。所以他在《温病条辨》里，于"上焦篇·秋燥"一节之后，又补上"秋燥之气，轻则为燥，重则为寒，化气为湿，复气为火"等若干条。仍觉义有未畅，复于"杂说"中加《燥气论》一篇，以附于《温病条辨》之末，把这个问题再一次作了申述。

吴氏认为，在三焦分证里所叙的燥证，大旨是化热伤津之证（因为金必克木，木受金克，则子复母仇，于是火来胜复），对这一证候，治以辛甘微凉是很对的。因为按照胜复之理，此时之燥邪，已经由正化转而为对化，由从本转而为从标了。

如果就燥气本身而论，应是寒化，方可视为燥之正化。《素问》所谓"阳明所至，为清劲"，又谓"燥极而泽"，这才是燥的特点。所以，燥淫所胜之病，常表现为善呕，心胁痛，不能转侧。而治之之法，则须予以苦温之剂。但这一内容，他在三焦分证中却是将其列入"寒湿"以及"伏暑"门中的。凡寒湿、伏暑，有表现为腹痛、呕吐症状者，暑湿而外，还应该考虑燥邪这一因素。

前辈注《素问》，曾以寒统燥湿，暑统风火。前者属阴，后者属阳。燥既属阴邪，与湿同为寒邪所统，故其性质，比较接近于寒，或者说，与感寒同类，只是程度上有不同而已。所以，又称其为"次寒"。

燥与湿，本来相隔霄壤，但临床所见，秋令燥气外伤，而内伏暑湿，此时燥湿兼至，表现就不完全是燥邪了。燥如果未至化火程度，症状不可能是大热，而只是干燥，所谓"诸涩枯涸，干劲皴揭"，是"燥"的表现。

连带想起冯楚瞻论燥，谓燥中有"冷燥"一证，虽见便秘燥结，实由阴寒过极，如阳和之水，遇隆冬而成层冰燥裂，古方有半硫丸，正为此证而设，与吴氏论燥基本一致。但半硫丸一方，吴氏三焦分证是将其列入寒湿类的。

我们从《吴鞠通医案·中燥门》中所举病例来看，吴氏对于燥证的辨识和处理，确有心得，但也有值得商榷之处，留待后面讨论。

（1）乙酉四月十九日，傅，五十七岁，感受燥金之气，腹痛、泄泻、呕吐，现在吐泻虽止，而呕不能食，腹痛仍然，舌苔白滑，肉色刮白，宜急温之，兼行太阴之湿。

云苓块五钱，吴萸二钱，川椒炭三钱，姜半夏五钱，良姜二钱，益智仁二钱，生苡仁五钱，广皮三钱，公丁香一钱，煮三杯，分三次服，服二帖。

按：此案虽云"感受燥金之气"，治法却"兼行太阴之湿"，可知感受燥金之气只是一方面，另一方面还有太阴之湿。

（2）乙酉四月廿一日，谢，四十八岁，燥金感后，所伤者阳气，何得以大剂熟地补阴，久久补之，胃阳困顿，无怪乎不能食而呕矣。六脉弦紧，岂不知脉双弦者寒乎？

半夏五钱，云苓块五钱，广皮三钱，苡仁五钱，川椒炭三钱，生姜三钱，干姜二钱，公丁香八分，煮三杯，分三次服。

按：此案是治燥而同时用温中散寒之法。

（3）乙酉四月十六日，李，四十六岁，胃痛胁痛，或呕酸水，多年不愈。现在六脉弦紧，皆起初感受燥金之气，金来克木，木受病未有不克土者，土受病之由来，则自金始也。此等由外感而延久内伤者，自唐以后无闻焉。议变胃而不为胃变法，即火以克金也。又，久病治络法。

云苓五钱，生苡仁五钱，枳实四钱，半夏五钱，川椒炭三钱，生姜五钱，广皮五钱，公丁香一钱，煮三杯，分三次服，服四帖。

按：本案所用的是以火来克金，即变胃而不为胃变之法。并有着久病治络的意思。其发病邪机，系由于金来克木，木受病而克土，所以胃痛胁痛，或呕酸水，而其病还是由金而来。

从上述可以看出，凡病由正化，而不是复气对化，吴氏是一本苦温之法，并于治燥的同时，治其寒与湿。寒统燥湿，是吴氏治本证的指导思想。至于燥之复气对化，当然是按照三焦分证所列治法。如，初病用桑杏汤，感燥而咳者用桑菊饮，化火而清窍不利者用翘荷汤，诸肺气膹郁之因于燥者用喻氏清燥救肺汤，这又是遵法叶天士之治燥了。

总之，燥有凉燥温燥之分，凉燥为燥之胜气，即正化之气；温燥为燥之复气，即对化之气。这二者治法不同，吴氏论燥，很注意这一点。

宝应朱士彦撰《吴鞠通传》，曾提到道光之初，民多病吐利，鞠通谓此乃燥之正气也，有顾南雅染燥疫，就是鞠通为之治愈。曾赠以联云："具古今识艺斯进，空世俗见功乃神。"可知吴氏对此证是别有会心的。现在，撇开温燥不谈，但就凉燥，谈几点个人看法如下：

第一，吴氏论燥，一本《素问》，然而《素问》原文，毕竟原则，在实际中尚须根据临床资料，作全面分析，才能有确切的诊断。寒与燥与湿，同属阴邪，毕竟三者之间还是有所区别，现在从案中所举的一些症状来看，其实都是寒或湿，没有"干燥"的特点，只是作者心目中有"燥为阴邪"这一概念，于是本来是寒是湿的证候，都与燥挂起钩来，都说它是燥邪为患，这样求深反晦，说理便经不起推敲。余并不否定鞠通的治效，上列几则病案都是取得疗效的，但问题是，我们只能从中看到寒与湿，并不表现为燥。

第二，吴氏在温病上虽力主新说，却也有着保守的一面。例如，手太阴温病开首便用桂枝汤，给人以攻击的口实，虽在"杂说"中补上了《本论起银翘散论》一篇，仍未能自圆其说，便是例子。对于论燥，余看法，吴氏虽阐述凉燥与温燥异治之理，在实践中所持却是保守态度。为维护旧说，就不敢在前人研究的基础上继续向前推进，而是说此义"唐以后无闻焉"了，必须为此而大声疾呼了。这种为前人说而未明之处，曲为回护，是不应取的。

第三，值得一提的是，上举几个病例，都不是发生在燥气当令的秋季，而诊其为中燥，这只有用"司天在泉"之说才能作出解释。前辈医家，在这方面肯下功夫者确不乏人，但也有主张论病要从实际出发的。如叶子雨云："此证偏热偏湿之机，要察夏秋淫雨亢晴为断（引者注：应该说尚有体质因素），不可妄执运气，借以鸣高，而无裨于实用也。"其说未尝没有理由。

通过对吴氏《燥气论》的学习，个人体会是：

（1）治燥首先是辨其为凉燥或温燥（这里面实寓有胜复之机）。

（2）再就是视其正化与对化，而分别予以温润散寒或辛凉濡润的方法，但均以有无"燥"的特点以为断。

（3）至于病在初起，虽表现为呕泻，却无其他"燥"的特点可作为鉴别者，是不能诊其为"燥"的。

（4）"司天在泉"的理论可以讲，但还要考虑患者其他方面的因素，离开了这些而谈"司天在泉"，也是一种脱离实际的做法。

读《老老余编》

《老老余编》见于徐春圃《古今医统大全》之卷八十六和八十七,《古今医统大全》计一百卷,系辑录明以前医籍以及经史百家有关医药资料,分类编写而成。《老老余编》只占全书很小一部分,但选辑资料却很丰富,可以称作此类书中的一专著了。

徐春圃学问通博,嘉靖时医名大噪,求医者盈门,除《古今医统大全》而外,尚著有《内经要旨》《妇科心镜》《幼科汇集》《痘疹泄秘》等,其论述均是以影响后世。

在徐氏辑《老老余编》以前,尚有宋·陈直的《养老奉亲书》,元·邹铉的《寿亲养老新书》,也都属于这方面的专著,对徐氏之学不无影响,但徐氏博览了诸家之说,名曰"余编",实对前人之说亦作了不少补充,现就有关老年人病的问题作如下阐述。

(1)老年人的体质及心理,都有其特点:例如,进入老年以后,每多"神气浮弱,返同小儿",这是由于气血渐衰,真阳渐少,阅历日深,智力日退之故。老年人心理上与青壮年也有不同,往往是"形体虽衰,心亦自壮",看到不平事,常易于动感情,但不可能随时遇事都能遂其所欲,"故多咨煎背执,等闲喜怒",看不惯新的事物了。老年人性格多孤僻,渐渐地感到能与之交谈的少了,这就常作思念亲朋等怀旧之想,而容易伤感,清·赵翼诗云:"欲联后辈为同辈,未必他心似我心""地下转多相识友,世间暗换一班人。"便是老年人心理的绝好写照。

（2）老年人由于血气已衰，所以"老若风烛，百疾易攻"，而且常是新邪引动宿疾，这类病，变幻既多，倘治不如法，一伤正气，就难以治愈。医生如不了解此点，将老年人与青壮年人一样看待，攻补滥施，或但攻其邪，务求速愈，结果往往适得其反，元气一败，无法挽回。

（3）老年人以脾胃病为多见，即挟外邪，也应重视其脾胃，服药是暂时的，而饮食之调养，实居首要。脾胃而外，还要连及注意的是"衰火"，所以抗衰老药物除调理脾胃外，还有不少顾及头晕、眼花诸症的，方剂如神仙训老丸、还少丹等。

（4）还有就是平时要注意集方贮药，以免仓猝不备。而老人之性，常是厌于药而喜于食，些小之病，尽可能用食治之法，只有食治未愈，然后命药，药物只能视为扶持之法。又要认识到"人之于药，各有所宜"，利于甲的药，未必利于乙，治病能注意及这些，使不因治疗而伤其脏腑，是为主要。

（5）还有就是属于老年人自身修养的，例如不贪、不妒，所谓知足常乐。《老老余编》有一段话说得好："孔子曰：'及其老也，血气既衰，戒之在得。盖因马念车，因车念盖；未得之，虑得之；既得之，虑失之'。"如此贪得毋厌，而又嫉妒他人，以言顺养，怎么能得到。其他当有喜文墨，爱山水以及种花、养鱼等，择其性之所近者以为精神之寄托，自然有益于长寿。

（6）徐氏书还提到"人年五十以上，皆常大便不利，或成苦下痢，有斯二疾，常须预防。"这也是非常中肯的说法。

现就徐氏书之有关食养者，摘数则以见一斑。

①姜橘汤：治老人噎病，胸满塞闷，饮食不下。法用生姜二两（切），橘皮一两，水二升，煎取一升，不拘时渐服之，开胃口，进饮食。

②白米饮：治老人噎食，入口即塞涩不下，气壅欲吐。白米四合（研），春头细糠米一两，煮饮熟，下糠末调之，空心服食。

③制猪肚：治老人虚羸之气。猪肚二枚（洗），人参半两，粳米三合，干姜二钱，川椒（去目及不开者，微炒）二钱，葱白一握（去茎），诸药共为细末，入米和合，入猪肚中缝合，水五升煮熟，空心食已，饮酒一杯。

④猪肝羹：治肝虚不能远视。猪肝一具（细切，去皮膜），鸡子一个，葱白一握（去须，切），豉汁煮作羹，临熟下鸡子食之。

⑤莲子粥：益心神，明目聪耳。莲实半两，糯米三合，以水煮莲子，熟滤出，入米煮粥，候熟以莲子搅匀食。

⑥鲤脑粥：治老人耳聋。鲤鱼脑，粳米二味作粥，空腹食之。

⑦雌鸡粥：治老人五劳七伤，益下元，壮气海。黄雌鸡一只（去毛脏），生山药一两，粳米二合，肉苁蓉一两（酒浸一宿，去皮）先将鸡烂煮，去骨取汁，下米及肉药同煮，下料，空腹食。

⑧雀粥：治脏腑虚羸，阳气乏弱。雀五枚（治如常，细切），葱白二茎（去须，切），小米一合，将雀炒，入酒一合煮，少时入水一大盏半，下米作粥，欲熟，下葱及五味，空腹食。

⑨小麦汤：治老人五淋，身热，腹满。以小麦一升，通草二两，水三升，煮取一升去渣，服之。

⑩生栗：治老人肾虚，脚气，无力困乏以行。生栗一斤，透风处悬，令干，每日空心食十颗。

该书食治之方甚多，难以一一尽举。

总之，人是可以长寿的，古往今来，百岁老人，不知凡几，但人既要长寿，也须健康，不然，带病延年，也还是苦，所以说长寿之道，实包括健康长寿而言，再就是前人也提到"生不可苟惜，为国可捐躯"①，为了国家利益，可以见义勇为，不惜牺牲自己的生命，所以谈健康长寿，却又有着勿贪生这一条。

---

① 语出《颜氏家训·养生篇》。

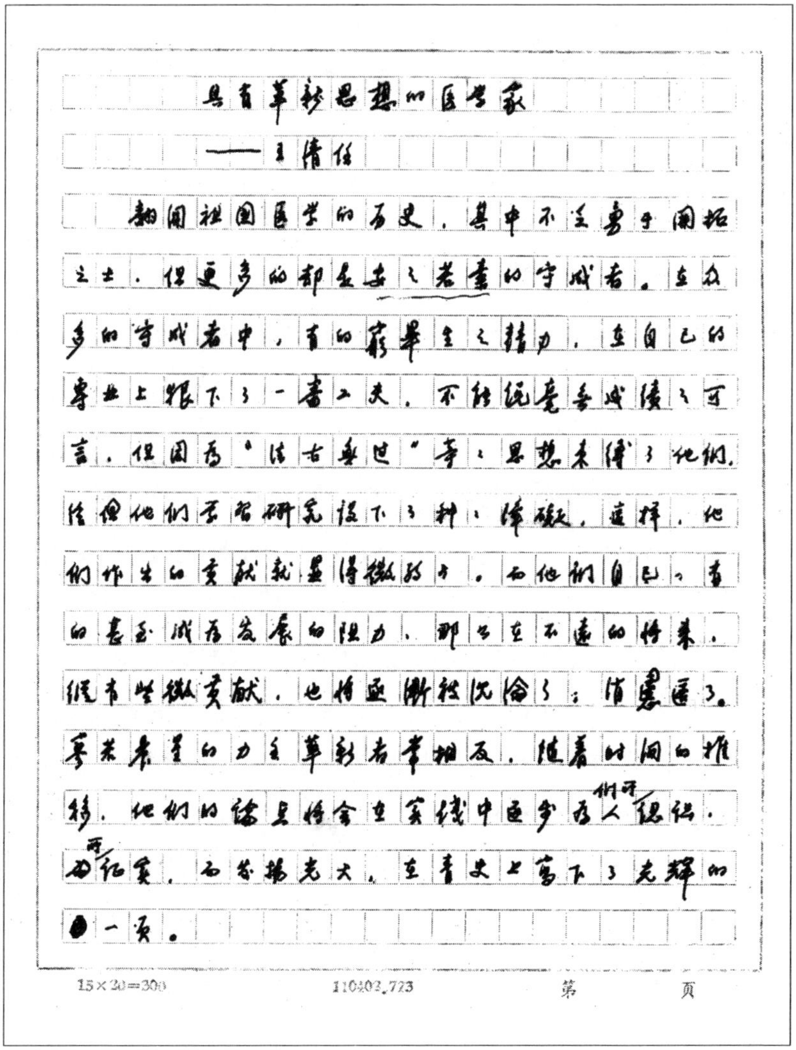

具有革新思想的医学家

——王清任

翻阅中医学的历史，其中不乏勇于开拓之士，但更多的却是安之若素的守成者。在众多的守成者中，有的穷毕生之精力，在自己的专业上狠下了一番功夫，不能说毫无成绩之可言，但因为"法古无过"等思想束缚了他们，给他们学习研究设下了种种障碍，这样，他们做出的贡献就显得微弱了。

而他们自己，有的甚至成为发展的阻力，那么在不远的将来，纵有些微贡献，也将逐渐被沉沦了，消匿了。寥若晨星的力主革新者常相反，随着时间的推移，他们的论点将会在实践中逐步为人们所认识，所证实，而发扬光大，在青史上写下了光辉的一页。

作为《医林改错》的作者王清任，是清代一位敢于提出新见的人物。清任（1769～1831年），字勋臣，河北省玉田人，《医林改错》是他留下来的可知的唯一著作。

作者在本书，谈到一些治病的方法，但较多的篇幅都是谈脏腑，他看到古代医书关于脏腑的理论，"立言处处矛盾"，例如，三焦有形无形，历来说法，迄无定准，而"著书不明脏腑，岂非痴人说梦？治病不明脏腑，何异于盲子夜行！"为了探求人体脏腑的究竟，他亲到荒坟或刑场，对尸体进行解剖，这样"留心四十年"，最后绘成全图，对前人的谬误认识作了不少的更正。

这在当时的历史条件下是很不容易的，因为这种做法本身便会遭到来自各个方面的非难和限制，而一旦书成刊行于世，又会被人们指为背叛经文。然而他却这样做了，他只有一个想法，"惟愿医林中人，一见此书，胸中雪亮，眼底光明，临证有所遵循，不致南辕北辙"而已。

历来对于人的意识思维，一直认为是心在主管，心是"神明之府"，作者通过观察，得出了人之灵机，不在心而在脑，脑为"髓海"，而目之能视，鼻之能嗅，莫不与脑气相关。并指"羊羔风"之类的痫症，可以由脑病导致。

在王氏以前，明之李时珍即有"脑为元神之府"之说，这一说法在王氏书中又一次得到首肯，并加以发挥，用作对"心主神明"之说纠谬了。

《医林改错》除论记脏腑而外，对若干病证，也提出新的看法。例如，痘疹一症，过去有人认为起于胎毒，作者通过实践，指出本病源于感受温疫时毒，病轻者其证多顺，邪重者其证多险，倘受邪过重，邪气内攻脏腑，烧炼其血，就会出现种种逆候。在当时对传染病提出这样的看法，是够大胆。

被尊之为"医圣"的张仲景，释其书者总是随文敷饰，即便有人对其中某一句提出怀疑，比如"错简"说吧，也还有人起而攻之，为原文曲为回护。临床上，即便用仲景方而无效，也只是归咎医人没有把仲景书读好，从不怀疑仲景书本身也有错误。

作者却不那样盲从，他对仲景书"夫风之为病，当令人半身不遂"的说法提出质难，认为"半身不遂，若有是风，风之中人必由皮肤入于经络，亦必有由表入里之证可查"，现在"既无表证，则知半身不遂非风邪所中"。并自述"少时遇此证，始遵《灵枢》《素问》仲景之书治之无功，继遵河间、东垣、丹溪之论投之罔效，辗转踌躇，几至束手"，在实际中多次吸取教训，才感到古人有些说法也有不可尽信之处了。

为了研究半身不遂之由，他对患者未病前的形状进行了非常细致的观察，将耳鸣、脑响、眼皮跳动、嘴唇跳动或发紫、口流涎、记忆退减、说话首尾无伦次、手颤、腿麻、胸中气堵、心中一阵阵发慌等联系起来看，认为这些都是导致后来半身不遂的症候，其病机绝不是仲景书所说的风——这些在今天来看似已不成什么问题，可以做出解释，但在当时，他能将上述诸症联系起来认识，其见解是很为卓越的。

作者对于活血化瘀一法的运用，别具心得，所列诸方，为后来治疗某些顽固性疾患打开了无数法门。

中医运用活血化瘀一法起源甚早，《汉书·艺文志》中即有"通闭解结"

的记载，历来医家也有瘀血致病的理论与治法，但把这一法广泛用于临床，则王清任实为比较突出的一人。

作者之于化瘀，真可说是匠心独运了。例如，有人理解"凡血瘀属实"，他认为不然，气滞可以成瘀，气少而血行不畅何尝不能成瘀，他所创的补阳还五汤用黄芪一二两渐至八两，其他化瘀药只是一二钱，便是重用养气以行血的例子。其他如，通窍活血汤、血府逐瘀汤、膈下逐瘀汤、少腹逐瘀汤等，虽方之结构各异，但治疗的范围都是相当广泛的。

活血化瘀的广泛运用，给后人的启发很大，继起者有唐容川，近人范文虎，都是遵其法以治各种血瘀致病，取得了良好的效果。

近年来，各地开展学术研究，取得了不少新的成果，活血化瘀一法，更被广泛运用，不仅对心血管病有一定效果，对其他各个系统的疾病，也起着一定作用。

据各地研究资料来看，有些活血化瘀药物还有一定的抗癌作用。另一方面，有的抗病毒药物，如黄药子、茵陈、紫草等，又有不同程度的活血化瘀作用。这样，鉴于若干病例对抗生素的耐药或存在某些副作用问题，从中药中选择具有活血及抗菌双重作用的药物，又是一个很有前途的研究课题了。

总之，王清任在医学上敢于提出新见以及勇于探索的精神，是应该予以肯定的。但新与旧，理当对待立论。昔日之新，已成今日之旧；同样的，今日之新，也将成为日后之旧。我们今日来看王清任及其著作，就感到其对于人体的观察，不仅粗疏，还有明显错误，但作者写此书之初，本不敢自是，希望能得到后人纠正，其对待科学的态度，则是我们应该学习的。

还有一点应该特别指出的是，王清任似乎并不是著作等身的医家，清代离现在还不是太远，然而，就是这么薄薄一册《医林改错》，却能在医学史上占着一席之地，这倒也是值得深思的问题。

谈薛生白耻以医自见

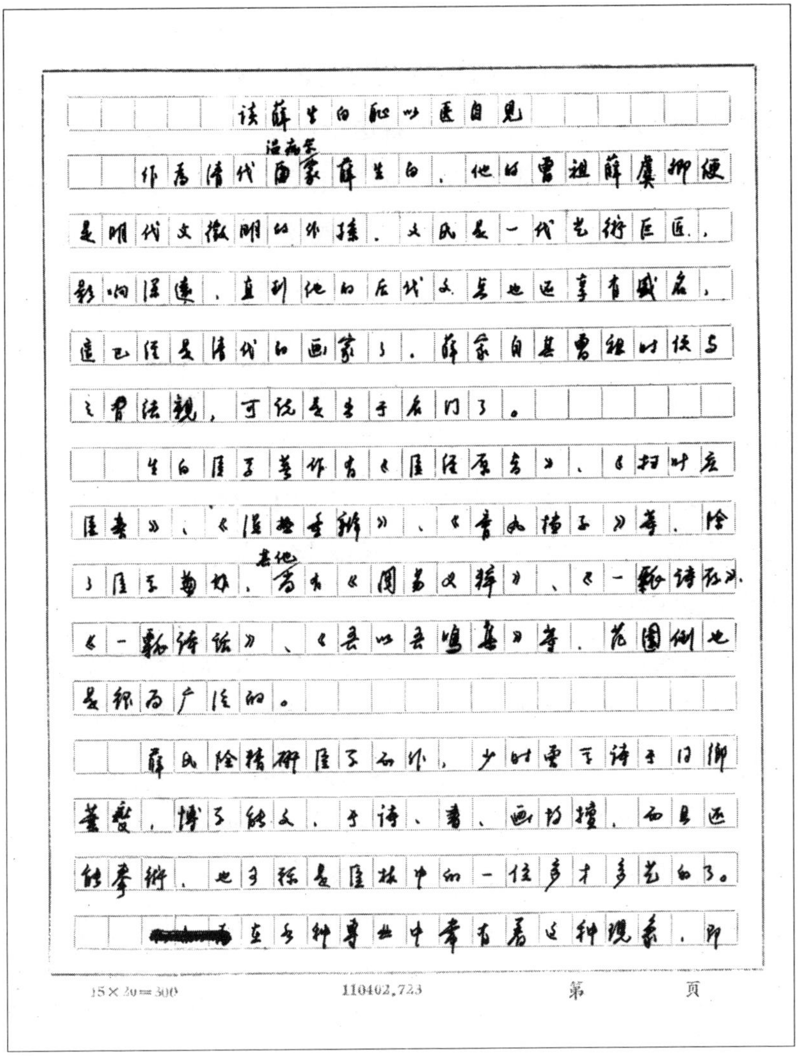

作为清代温病学家薛生白，他的曾祖薛虞卿便是明代文徵明的外孙，文氏是一代艺术巨匠，影响深远，直到他的后代文点①也还享有盛名，这已经是清代的画家了，薛家自其曾祖时便与之结亲，可说是出于名门了。

生白医学著作有《医经原旨》《扫叶庄医案》《湿热条辨》《膏丸档子》等，除了医学，其他尚有《周易义粹》《一瓢诗存》《一瓢诗话》《吾以吾鸣集》等，范围倒也是很为广泛的。

薛氏除精研医学而外，少时曾学诗于同乡叶燮，博学能文，于诗、书、画均擅，而且还能拳术，也可算是医林中多才多艺的一位了。

在各种专业中常有着这种现象，既干着这一行，却又埋怨着这行不好干。余想，这也许就是在学习实践过程中，有着正反两方面的经验，备尝了此中甘苦之故吧。清·沈归愚为叶香岩立传，曾叙及叶氏临末诫其子云"医可为而不可为……吾死，子孙慎毋轻言医"这样的结语了。

薛生白作为一位医家，却耻以医自见，这说法应是可信的，袁简斋《与薛寿鱼书》，即论及此事，说"子之大父一瓢先生（雪字生白，号一瓢），医之不朽者也，高年不禄，仆方思辑其梗概，以永其人，而不意寄来之墓志，无一字及医，反托于与陈文慕公讲学云云，呜呼！自是而一瓢先生不传矣，朽矣！"薛寿鱼即薛生白的孙子，写先人墓志铭，竟无一字谈到他的祖父是医家，这绝不是偶然的。

余想，除了前面提到的"医可为而不可为"而外，还可能有其他方面，不妨作一臆测，社会上确有那样的"市医"，声名甚噪，实则名不符实，实庸而诈，或庸而取巧，恰如心禅大师《一得集》所说的那类庸医。这就使得一位正直的医生羞于为伍了。宁可在身后的传记里只字不提自己的医学成就，也不同那些所谓"名医"（实是庸医）坐一条板凳。

至于说到生白的医学，是不是真能在实际中解决问题，余想他的诗友袁

---

① 文点（1633～1704），字与也，号南去樵者，文徵明裔孙。清初著名书画家。工诗文，善书、画。山水能传徵明家法，用笔细秀，染晕迷离。

简斋应最清楚，在《随园诗话》中有这样一段记载：

"乙亥春，余在苏州，庖人王小余病疫不起，将掩棺，而君来，天已晚，烧烛照之，笑曰：'死矣？然吾好与疫鬼战，恐得胜亦未可知。'出药一丸，捣石菖蒲汁调和，命舆夫有力者，用铁箸锲其齿灌之，小余目闭气绝，喉汩汩然似咽似吐，薛嘱曰：'好遣人视之，鸡鸣时当有声。'已而果然。再服二剂而病起。

乙酉冬，余又往苏州，有厨人张庆者，得狂易之疾，认日光为雪，啖少许，肠痛欲裂，诸医不效。薛至，袖手向张脸上下视曰：'此冷痧也，一刮而愈，不必诊脉。'如其言，身现黑瘢如掌大，亦即霍然。余奇赏之。

先生曰：'我之医，即君之诗，纯以神行；所谓人居屋中，我来天外是也'。"

这样超妙的医疗技术，称其为"不朽"，是很得当的，而薛氏也以此自负，将自己之医与袁氏之诗比美，都是"纯以神行"的，象袁简斋这样的人，他可以引为知己。

世谓生白与香岩不相能，故颜其室为"扫叶山房"，叶氏则以"踏雪斋"以报之，此传亦属有据，但清·沈楙德跋《一瓢诗话》，云："（薛）每见叶制方，未尝不击节称善。"

观《扫叶庄医案》，立法处方，多有与叶案相近者，可知当时风气所趋，轻清平淡之法，在苏州一带已普遍通行，为病家所乐于接受，非仅生白、香岩两家而已。

从"探病"以见前辈医风

探病，即对某些疑似之证用药物先行探试，这在很早的医药文献里即有。

如，《伤寒论》有谓："若不大便六七日，恐有燥矢，欲知之法，先予小承气汤，汤入腹中，转矢气者，此有燥矢；若不转矢气者，此但初头鞭，后必溏，不可攻之。攻之必胀满不能食也。"这便是在用大承气之前，吃不准，便先投小承气汤进行探试。这种"探试"之法，倒与现时的药物诊断很近似。

明·张景岳认为，作为一个临床医生，探病之法，不可不知，如当局临证，遇有虚实难明，寒热难辨，一时无法确定者，可先用探试之法。

张氏还为人们提供一条经验：如疑其证为虚，意欲用补而未决，可先用轻浅消导之小剂，纯用数味，不要杂，先行探试，如消而不合，即知其为虚了；同样的，疑其证为实，意欲用攻而未决，可先用甘温纯补之剂，轻用数味，不要杂，先行探试，如补而觉滞，即知其为实了。其他，如假寒、假热，一时无法辨别，也都可用此种探试之法。

原来古代医生用药，竟是这样慎重，并不像某些人所想象的，医生一按脉，便知道怎样的。

探试之法，还可以上溯到仲景以前，《素问》谓："有者求之，无者求之。"又云："假者反之。"都有这种探试的内容。

就张氏经验，探试之法，药宜精简，不可杂乱，认为精则真伪立辨，杂则是非难凭了。

但探试毕竟是一种权宜之法，不得已才用，医者应尽可能运用四诊，有条件结合其他诊断方法那就更好，以便对疾病做出确切诊断。不然，以药试病，态度既不严肃，而朝夕更法，患者必然更加受害了。

我们从前辈运用"探病"这一方法来看，医学是一门自然科学，对待科学，应须有老老实实态度，不故弄玄虚，不自欺欺人，我们应做这样的医生。

又，前辈运用探病之法，一半也是时代局限，今天，我们有着比过去优越得多的条件，为什么不充分利用起来呢？

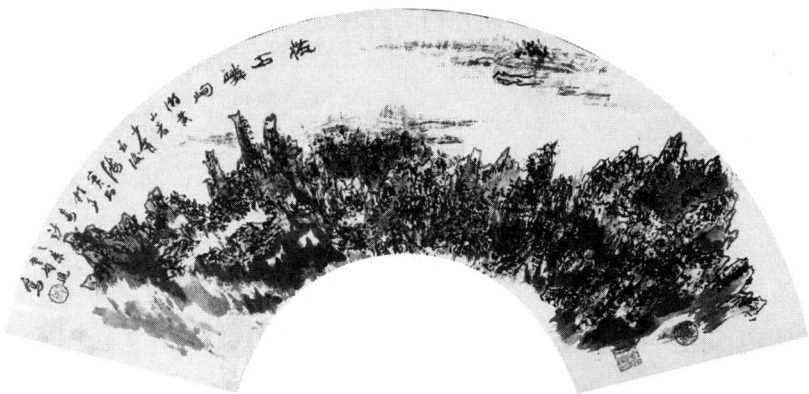

古代医家之工于书画者

——简谈陶弘景、王安道、傅青主在书画艺术上的成就

每于烂漫见天真，草草方笺手自亲；

不独医林仰宗匠，即论书法亦传人。

　　这是近代名医程门雪先生题《何鸿舫编年药方墨迹》的一首诗。何鸿舫是清代青浦一带名医，出身于世医之家，益以力学，故学识经验高人一筹，又工书，得平原①山谷②神髓，故后人得其寸缣片楮都倍加珍惜。程门雪是近代名医，能文工书，故能对何氏保留下来的墨迹作出中肯的品评。

　　重视文理书法，是中医的传统，医家除精研医学而外，在这些业余爱好方面能有所成就的就不少。可以设想，没有多学科交叉知识的修养，单打一地要在医学上有高人之见，势不可能。本文拟就陶弘景、王安道、傅青主三

① 平原：即指颜真卿（709～784），字清臣，小名羡门子，唐代名臣、书法家，曾为平原郡太守，故又被称为"颜平原"。

② 山谷：即指黄庭坚（1045～1105），字鲁直，号山谷道人，北宋诗人、书法家，为宋四家之一。

位医家在书画方面的成就来讨论这一问题。

一、先说陶弘景

弘景字通明，梁时丹阳秣陵（今江宁陶家渚）人。少时即好笔砚，读书万卷。每以"一事不知，深以为耻"，所以非常通博。弘景隐居于句曲，慕道求仙，平时搜寻药物，配合成丹，讲求长生之术，所以人称他为"陶隐居"，当时梁武帝萧衍同他有旧，屡次邀请他从政，他都不愿意，宁愿家贫不仕，梁元帝萧绎所著《金楼子》写道"隐士我重陶贞白"，陶贞白便是指陶弘景，拜称他为"山中宰相"，可知一些政事都向他求教。弘景兼通三教，所以他的著作往往带有释道气味。

陶弘景的著作，大概有七十多种，范围广泛，用"著作等身"一语来说明他著述之多，是非常恰当的。在医学方面，《神农本草经集注》一书最为著名，他还将葛洪《肘后救卒方》采集补缺，凡一百一首，成《补阙肘后百一方》，这些书，在医学史上都有相当的位置。对中医学做出的贡献，人谓可与王叔和编的《仲景伤寒论》不相上下，似不过分。

在书法艺术上，陶弘景也是一位值得推崇的人物，马宗霍《书林纪事》便有这样的记载："陶弘景幼有异操，年四五岁，恒以荻为笔，画灰中学书，及长，工草隶，齐永明十年，辞禄止句曲山①，自号华阳陶隐居，人间书札，即以隐居代名，或传始往茅山，便得杨许手书真迹，又到诸处名山，并得真人遗迹十余卷，故书韵特高云。"

《南史·本传》以及陶诩的《隐居本起录》、庚肩吾的《书品》对陶弘景之书都有高度的评价。又应张怀瓘撰《书断》云："弘景书师钟王，采其风骨，时称与萧子云、阮研等各得右军一体，其真书劲利，欧、虞往往不如。"清·何绍基对其更有高度评价，在《东洲草堂金石跋》中云："自来书律，意合篆分，

---

① 句曲山：即茅山。位于今江苏省句容市与金坛交界处，为道教名山。

派兼南北，未有如贞白《瘗鹤铭》者。"《瘗鹤铭》是指高山的摩崖刻石，书家考证为陶弘景书。宋代的黄山谷便有"大字无过《瘗鹤铭》"之语。

传世的法书，能够受到学术界如此的推崇，绝非偶然。

二、再说王安道

安道名履，元末昆山人，博极群书，教学乡里，为后学之楷模。曾学医于义乌朱彦修，著述达百卷。所著《医经溯洄集》二十一篇，引申经旨，明辨是非，其求证精神，在古代医家中实不多见。另外，还著有《百病钩玄》二十卷，《医韵统》一百卷，同样在医学上有很高价值。

王安道又是一位画家，早年取得南京马远、夏圭一路，明·洪武十六年秋，他游历华山，领略大自然的雄奇景色，深悟作画不能囿于古人成法之理，而应以自然为师，经过精心构思，创作《华山图》四十幅，并自作记、诗、序合成一册，共六十五帧，用笔劲秀凝重，墨色苍郁明润，为艺术上传世仅存之作，具有很高的观赏价值。他曾结合创作，阐发画理，如谓："吾师心，心师目，目师华山。"主张技法上要"去故而就新"等，在掌握马、夏技法的基础上，提出新见，是为"入而能出"，与现时某些尚未窥艺术之门户，便提出要"创新"者，是两回事。这部《华山图》现分藏于北京故宫博物院和上海博物馆。明代画家陆包山曾临摹一册，其作品受到后人推崇，可见其价值了。

三、再谈一谈傅青主

傅山字青主，号蔷庐，山西阳曲（今太原市）人，明亡后，奉母隐居，遨游于平定、祁汾间，与昆山顾炎武最为友善。平生著述甚富，范围也相当广泛，诗文而外，医书则有《傅青主男女科》以及《产后编》等。王孟英认为世所传傅氏之书，文理粗鄙，实玷辱青主。但近年来山西省文物工作委员提供的医学资料证明，所谓《女科》诸书，内容还是有依据的，只是文笔不及原稿的简古，似是后人传抄有误以及经过窜改过的。

傅青主以明代遗民，别有抱负，降志于医，诗文书画等，致臻上乘。也引几则文献记载来说明：

全祖望云："先生工书，自大小篆隶以下无不精。"并记述了青主弱冠学晋唐楷法，皆不能肖，及得香山、松雪墨迹，稍临之，几至乱真，已而乃愧之云："是如学正人君子者，每觉觚稜难近，降与匪人游，不觉其日亲者。松雪曷尝不学右军，而结果浅俗，至类驹王之无骨，心术坏而手随之也。"于是复学颜太师，因语作书之法，宁拙毋巧，宁丑毋媚，宁支离毋轻滑，宁直率毋安排。全祖望认为先生这是非仅言书也。

又，郭尚先《芳坚馆题跋》谓："先生学问志节，为国初第一流人物，世争重其分隶，然行草生气郁勃，更为殊观，尝见其论书一帖云：'老董止是一个秀字。'知先生于书未尝不自负，特不欲以自名耳。"

傅山又是一位第一流的画家，风格与僧渐江、萧尺木等一批明遗民接近，他描写的是他家乡一带的山山水水，对其景色有深刻感受，有着他在这方面的真实感情，在技法上他反对清初四王①那一路。力主突破传统而有所新创，所以在画道上也不逊于其诗其书，同样受到鉴赏者的珍贵。

以上谈到的几位书家和画家，在医学上闪耀着光辉，在书道、画道方面同样为此中的佼佼者，使我们看到交叉学科给予巨大的影响。还有一点应该提到，就是品格高尚，能够不慕荣利，所以才能在学问上更为精进了。顺便就以余题傅青主书丹枫阁记作为此文的结语吧：

> 论书偏爱真山体，逸岩高风是我师；
> 宁丑毋媚斯妍美，作人作字两无歧。

---

① 清初四王：又称江左四王，指王时敏、王鉴、王翚、王原祁，四人画风接近，当时以正统地位雄踞画坛。

谈长寿之道

谈长寿之道

　　长寿，是人们的共同愿望。人究竟能不能长寿呢？古今长寿者均有存在，讲究点养生之道，延长寿命，完全可能成现实。

　　历史上，确有不少享受高寿的老寿星，单就中医来说，主寿高龄老者就不少，如：东汉名医华佗，"年且百岁犹有壮容"，（史有华佗晚年老害主曹操，后如迟佳曹操遗主不高患下毒手，年将了经医高寿）；唐孙思邈百岁时还著书立说，写成不朽的医著《千金要方》著《妇孝人彩图》的甄权活了一百零三岁，曾以后以唐太宗李世民区纪制善蒙，询问他长寿之术，以代善者调高了富贵又可也活了百岁，著《修齝为台》的俞僮活了一百五十余岁；唐代四川作寿的牢太医也年享年一百世岁。

长寿，是人们的共同愿望，人究竟能不能长寿呢？古今老寿星的存在，说明只要讲求养生之道，延长寿命，完全可能成为现实。

历史上，确有不少享受百岁的老寿星，单就中医来说，享受百岁者就不少，如：东汉名医华佗，"年且百岁犹有壮容"（史载华佗还是受害于曹操，假如这位曹孟德不对其下毒手，年岁可能还要高）；唐·孙思邈百岁时还著书立说，写成不朽的医著《千金要方》；著《明堂人形图》的甄权活了一百零三岁，这使得唐太宗李世民还亲到其家，询问其长寿之术；明代著名温病学家吴又可也活了百岁；著《修龄要旨》的冷谦活了一百五十余岁；清代四川雅安的牟太医也享年一百世岁。

再就现今来说，百岁高龄，还能行医的老中医，如广西的邓洪英（103岁）、湖北的林雄成（112岁）、湖南的田忠顺（106岁）、河南的唐道成（113岁），据我国第三次（1982年7月1日）人口普查，仅四川一地百岁中医就有七人。至于是未享年百岁，但享高年的老中医就更不用说了。可贵的是还能天天为群众治病，有的假日也不休息，难怪有人说，"名中医多长寿"，也说明中医确有一套养生长寿之道。

我们研究长寿，还不单是为了追求百岁高龄，而是既要长寿，又要健康，这样，活得才更有意义。公元531～590年的颜之推（南北朝，山东临沂人，字介），晚年写了一部《颜氏家训》，教育人们生不可不惜，但亦不可苟惜，必要时"为国可捐躯"，这话是有积极意义的，不然，真所谓保命枯子了。再说，有高寿，但身体不行，带病延年，或则卧床不起，生活不能自理，精神也是极为痛苦的，所以我们讲长寿，谈养生，追求的应是健康长寿。

一、《养老奉亲书》论老年人病

《养老奉亲书》为宋代陈直著，是我国现存的一部早期老年病学专著。

（养生之书最早的是《内经》，孙思邈的《千金要方》，也有不少关于养生的内容，而其他子书，如庄子、荀子、子华子以及吕不韦的《吕氏春秋》等著作也有不少谈到养生，但作为老年病学的专著，本书可说较早），而后世老年医学著作，多遵循本书而加以发挥。该书列方232首，其中食疗之方便有162首，占70.1%。

在《养老奉亲书》里，作者认为老年人体质上、心理上都有其特点：

一是，气血渐衰，骨质日薄，易受邪攻，所以老年人有病，应该处理及时，又由于老年人对病反应迟钝，有时外势虽不甚而病实重，那就更应该引起注意。

二是，心理上常与青壮年不同，往往"形体虽衰，心亦自壮"，常表现为不服老，见有不平事，常易于动容。但客观上又不可能都遂其所欲，所以常觉得感情上受到伤害。

三是，性格多孤僻，常思念旧朋，容易伤感，而同辈人渐已凋零，于是常觉得能与之交谈的人渐渐少了（清·赵翼诗云："欲联后辈为同辈，未必他心似我心。"[1]这便是老年人感到孤单的绝好写照）。另一方面，老年人由于怀旧，又常喜欢回忆往事，这样的回忆很有好处，积累起来，等于是一个"博览库"，人们又常称"多所见，多所闻"的老年人为"活辞典"。"博览库""活辞典"对于社会的贡献真是无法估量。（我乡有一位精于鉴别的老先生，他以九十高龄而与世长辞了，人们对他非常怀念；我院查少农老师，他与世长辞时也年近九十，人们谈到药物学，也是常怀念着这位老前辈。）

陈直书中除了从体质上、心理上对老年人作了描述外，大部分篇幅是饮食调理，以及其他方面的将护，留在其他内容结合再作介绍。

---

[1] 语出清·赵翼《瓯北集》。

二、老年人病的处理方法

余认为老年人病的治疗，有下列几个方面要注意：

1. 要重视治未病

治未病——这一预防思想，在两千多年前的《内经》里便已提出，当时还把能够治未病的医生称为"上工"。这本来是对于任何年龄的人都得讲的，为什么在这里提到老年患者？因为有些病，却是随着年岁的增长、体质的衰退而渐渐出现的，治未病就含有早期发现、早期治疗的意思。

早期发现——是要有高超的医疗技术，像张仲景见侍中王仲宣，时年二十余，便告诉他："君有病，四十当眉落，眉落半年而死"，令服五石汤可免，但"仲宣嫌其言忤，受汤勿服"，后来"卒如其言"。这须是善于早期发现的典型例子。

像这样技艺超妙的医生，哪能不称之为"上工"？还有便是要有高度的责任感，稍有异常，便给以认真分析，及时提出治疗的措施，这又牵涉到医德医风方面了。

2. 治疗须与摄养结合

正确的治疗是能够起到作用。但如果没有护理、饮食以及精神恬愉等与之相适应，单靠药物还是不够。老年病多属慢性病，纵然用药得当，也往往不是一朝一夕能见到效果。这就要从各个方面来调动患者的主观能动性，使之从中看到希望，树立信心，达到却邪愈病的目的，有些即便不能治好，但减缓其发展，减轻其苦痛，从而延长其寿命，总还是可以的吧？

老年病的治疗，药物所起的作用还是次要，患者自身的摄养才是第一位（其实，不仅是老年人，病涉慢性，莫不如此）。

危害老年人最常见的是心血管病，这类病单靠药物也不行，如果配合适当运动，节制饮食，心胸开朗，再辅以药物，就能够取得满意的效果，这样的例子不胜枚举。

所以，同是一个处方，同是一个类型的患者，但取得的效果常不一样。其故，余看就是药物而外，还会有其他诸多因素也在起作用。

余总认为，现时有些疗效统计，看起来似乎科学，其实还不完全科学，因为它没有将医学以外的一些因素统计进去。

清代名医程钟龄作了一首《医中百误歌》，列举了"医家误"，也谈了不少是"病家误""旁人误"。有人说中医治病起到精神上的作用，这话算是说对了，应该说，历来医书，谈到治疗都很重视这种精神因素（以及其他方面的因素）。

3. 要注意到培元补虚

少时读徐洄溪《人参论》，一知半解，居然认为此老是不主张利用这类补药的，其实，此老对虚实补泻这一问题，有着颇为全面的看法。

虚，既是导致衰老的因素，又是引起多种老年病的主因。防治老年病，不仅要着眼于防治，更重要的是要立足于抗衰老。因为，老年病总是与衰老相关。如能有效地抗衰老，就能避免疾病的发生与发展。古有"无疾而终"之说，即是终其天年而自然死亡的意思，虽然这种情况实在太少，但如抗衰老得力，则"无疾而终"这一现象就有可能增多。

补，有平补、峻补、清补、温补诸法，这些方法哪一种对老年人最适合，要根据实际情况来选用。过去把补虚叫作"填补"，这个"填"字用得最妙。有选择地采用"填"的方法，才能达到补虚的效果。不然，方法不当，补也可以"增壅"。

另外，老年人除了虚之外，常含有气滞、血瘀、痰凝等因素在一起，这就要补中有消，一味蛮补也不行。

补虚除药物而外，还有食补一法，这对于老年人最相宜，也易于被接受。其实，本草中的谷、肉、果、菜，本身便是食品，视条件予以选用，最适合患者。

清·曹庭栋幼时患羸疾，即俗所谓"童子劳"，但他心性恬淡，勤奋博学，于养生之学有独得见解，身体力行，竟年过九旬，晚年著《老老恒言》，大部分内容为粥谱，很少介绍药物。这说明食养确为老人补虚重要的一法。

4. 注意解诸郁

人固可以因郁而致病，也可以因久病而致郁。朱丹溪云："气血冲和，万病不生；一有怫郁，诸病生焉。故人生诸病，多生于郁。"要做到遇事不怫郁，在患者，要加强自身修养，恬淡，便属于自修的重要一环；在医生，主要是看出病的主因，用药物以疏郁。如，柔肝养肝以及安神定志等药物的使用，便属于治各种郁证的例子。

疏郁的方法，如能取得患者的配合，树立战胜疾病的信心，对一部分患者常能收到满意的效果，如慢性肝炎、神经官能症、围绝经期综合征以及慢性胃炎、慢性胆囊炎等。当然，也需要有"郁"的病证才选用。除了药物以外，其他尚有体育等。本文仅是就药物治疗这方面来谈的。

三、前辈人关于养生的经验——注重食疗及其他

养老食疗之法，首见于唐·孙思邈《千金翼方》，然仅列方17首，至宋·陈直《养老奉亲书》，则使这一内容大加丰富。明以后，经洪楩整理，使成一《食治养老方》，是为食疗之专著。

重视老人生活起居，做到防重于治，是《养老奉亲书》的一大特色，本书提到，凡老人"行住坐卧，皆须巧立制度。"如，衣服不须宽长，住处宜高洁向阳等。药饵，只是扶持之法，如无疾患，最好不须服。又由于老年人脏腑虚弱，剂型最好是丸散，除不得已，不用荡涤。如有某种嗜好，最好尽

量满足，避免强烈精神刺激。

饮食调治，往往"倍胜于药"，多数老人皆厌药而喜食，所以治疗老年病以食疗为先，这是陈氏书的一主要论点。

人各有所好，或好书画，或好琴书，或好禽鸟，或好花木，能得择其精纯，时为寻求，使其感到满足，是为排郁闷、治孤单的一良法。陈氏书提到的这种将护之法，现时仍很适用。

元·大德年间，有福建邹铉者，著《寿亲养老新书》，是为《养老奉亲书》之增补本，此书除遵陈氏之说外，受唐·孙思邈及宋之苏轼、沈括之影响较多。此书提到老人长寿，亦须为儿女做出榜样，从而调动下一辈人尊敬老人之积极性，为社会树立良好之风尚。老年人除坚持吐纳、导引、气功、按摩等而外，亦须不嫉妒，能忍耐，喜文墨，爱山水。再加之，避风寒，食清淡，疾病自然不生。

人之于药，各有所宜。所以，服药要结合各人实际。

读书节《晦翁语录》云："夜饭减一口，活得九十九。"此言出《古乐府·三叟诗》。

邹氏书总结养生经验，不外五个方面：①注意精神保养，遇事不动心。②养成良好习惯，食常清淡，卧不复首。③重视节欲防寒，不会内伤肾气。④坚持身体锻炼，使气血流畅，筋骨坚强。⑤必要时辅以药物，改变上实下虚之态，延缓衰老进程。

明·徐春圃，安徽祁门人，著《老老余编》提到，人年五十以上，皆常大便不利，或苦下利，有斯二疾，常需预防。（按便秘，须防导致直肠癌；但也有认为，老年人便秘，是为"后门紧"；而溏泻，是为"大衰"之渐，命门之大一衰，则衰老之态主至。可知对此亦须做具体分析。）

明·周履靖《益龄单》提到，饮食"朝欲食，暮欲虚"，最为扼要。又，陈继儒《养生肤语》谓："药可延年，亦可折寿。"所以，善养生者，不能徒恃药物。

"读书已觉眉棱重，就枕方欢骨节和""华山处士如容见，不觅仙方觅睡方"，读书，写字，有益于老人，但过劳则不相宜。此语见清·马大年《怡情小录》。

清·石成金著《长生秘诀》，认为"早餐宜早，中餐宜饱，晚餐宜少"，而粗茶淡菜为第一。并主张减少疾病，必须从少壮开始，"日后年至老耄，尚然耳目聪明，手足利便"。这一点是很为重要的。

四、几位老年的长寿秘诀

（1）相传长沙东乡曾隐居一位122岁的老翁，他留下了一首"清"字长寿歌，言简意赅，值得借鉴，内容如下。

①清白的一生——不做亏心的事。

②清爽的一身——勤洗涤。

③清醒的头脑——睡得香。

④清新的空气——早起，晨跑锻炼。

⑤清淡的饮食——不贪口腹，仅求温饱。

⑥清洁的房间——勤打扫。

⑦清心的生活——戒纵情欲。

⑧清宁的环境——不想烦恼事。

（2）著名爱国华侨陈嘉庚先生，坎坷一生，事业几经挫折，他有一套健身法，也可归为以下八条。

①吃的东西要清淡。

②吃东西要固定而按时。

③应有一种良好嗜好。

④多晒太阳，多走路，养成不怕风雨习惯。

⑤每日读报。

⑥勿忧闷。

⑦不想过去不愉快的事情，即"既往不咎"。

⑧一息尚存，也要为人办好事。

（3）南京中医学院（现南京中医药大学）干祖望[①]教授已七十七岁高龄，他有一个养生八字诀。

①童心，即无忧无虑，心地开朗。

②蚁食，吃东西细嚼慢咽，不贪口腹。

③龟欲，即不贪不争，多让人，不争先。

④猴行，即乐观好奇，多做运动。

（4）近代学者，写了"天天都过好日子"一文，提出良好情绪的几条原则。

①要养成以新奇为乐，对周围事物兴味盎然。

②不要老是担心有病。

③热爱工作，以工作为乐。

④广交朋友，积极做人。

⑤和颜悦色，不怨天尤人。

⑥当机立断，不为小问题左思右想。

⑦珍惜眼前时光，以有效的方式工作、思索和帮助别人。

五、烟、酒、茶

1. 烟

烟是明·万历年间（1537~1620年）开始由外国传入我国的。烟草可以治病，当时名医张景岳认为，烟能解瘴，温养阳气。但药物学家兰茂《滇

---

① 干祖望（1912~2015），国医大师，南京中医药大学（原南京中医学院）教授、江苏省中医院主任医师，著名耳鼻喉科专家。

南本草》却记载，烟草辛热，有毒之大毒。

清代学者发现，吸烟可致急性中毒，吐黄水而死。乾隆间吴仪洛著《本草从新》指出："吸烟最灼肺阴，令人患喉风咽痛、咳嗽失音。"大医学家赵学敏对此作了观察，列举其友张寿庄吸烟而咳嗽咯痰，"药治罔效，年余未愈"，后戒烟1个月，不仅咳嗽自愈，而"精神顿健，饮食倍常"。

清代当有烟戒的专门著作，提出用"生豆腐四两，戳细孔，黑砂糖二两，放豆腐上蒸化，思烟辄进数匙，三日后不思烟矣。"

现在大量科学研究证明：烟草中含有尼古丁等有毒物质30多种，是使人致癌的一大因素，而且尼古丁等又有害于心血管病和呼吸系统疾病。据当今世界工业发达国家死亡人数统计，竟有20%由吸烟造成，为开展戒烟活动，国际卫生组织，把1980年作为"戒烟年"。

但事物常是一分为二，抽烟的人并不因为宣传戒烟而减少，因为看到周围的人，并不都如宣传所说那样，烟草所含物质，并非都对人体有害。四川一地百岁老人吸烟的就有36人，有的10岁即开始抽烟，盛产烟叶的什邡市，男女老少都有吸烟习惯，所以吸烟之害，似乎不像宣传的那样可怕。但大量吸烟，肯定有害无益。至于象鸦片烟过去给人带来的毒害，其惨痛教训值得吸取，虽然鸦片也能治病。

2. 酒

酒在我国历史悠久，《内经》就有《汤液醪醴论》等专门谈酒治病的专篇，但不少因酗酒而形成恶习，酒便成为一致病因素了。

《吕氏春秋》谓："厚味重酒，常是疾之首。"元代忽思慧《饮膳正要》亦谓酒："多饮则折寿伤神，易人本性。"不少医家认为，酒少饮还有益，多饮则害。《寿世保元》云："食宜半饱无兼味，酒至三分莫过频。"少量还是可以。

四川百岁老人饮酒成习，每天二两以上者占14%，至于少量饮酒更是普遍。

酒的主要成分是酒精，对大脑少量使之兴奋，大量则抑制，超过大量则可抑制而死亡。饮酒必经肝脏，对肝的损害极大，常为肝硬化的原因之一。

3. 茶

茶是当今世界三大饮料之一。我国是茶的故乡，唐代陆羽著的《茶经》，是世界上第一部茶叶专著。

喝茶对人们大有裨益，《神农本草经》谓其能"益思，少惰，轻身，明目"。宋·苏东坡主张，小病只需饮茶，不必服药。卢同是唐代以喝茶出名的文人，他归纳茶的作用：一是生津止渴；二是提神；三是解油腻，助运化；四是发汗治感冒；五是减肥轻身；六是助思维；七是延年益寿，喝到第七碗时，便飘飘然若登仙了。宋代日本留学生荣西，回国后写了《吃茶养生记》[1]，指出喝茶是延龄的妙术。

现代发现，饮茶可防癌，对糖尿病也有一定作用。茶叶中的"茶色素"，能防治动脉硬化，浙医大提取本品治动脉粥样硬化患者120例，有效率达81.7%，比丹参治疗更好。前人云：饮茶"可解肥浓"[2]，是有其实践依据的，成都市11例百岁老人，就有9例有嗜茶的爱好。

但嗜好太过总是一伤，茶能生湿，停饮者宜少饮。又，睡前最好不要饮茶，以免因兴奋而影响到睡眠。

---

① 《吃茶养生记》上、下二卷。日本·荣西著，收录于《大藏经补编》第32册。荣西（1141～1215），日本僧人，字明庵，号千光、叶上，日本临济宗鼻祖，两次入宋留学，达5年之久，将南宋的禅与茶带回日本。《吃茶养生记》写成于1191年，后经多次修改，直至1214年，才最终定稿，此书被后世称作"日本的《茶经》"。《吃茶养生记》主要论述茶的药物性能，序言开头即说："茶者，养生之仙药也，延龄之妙术也"。

② 语出清·曹庭栋所著《老老恒言》，原文为"饭后饮之，可解肥浓"。

六、具有抗衰老作用的药用食品举例

（1）龙眼：俗名桂圆，为无患子科龙眼树的果实，龙眼又名益智（不是益智仁）。本品可干食，亦可煮作羹食，对老年体虚之健忘、失眠、惊悸、怔忡、眩晕以及脑力衰退者有一定帮助。

（2）黄精：原为百合科植物，药用其根，为著名服饵药。近代研究，可以提高T淋巴细胞的转化率，促进免疫功能，并有防止动脉硬化及脂肪肝作用。杜甫诗云："扫除白发黄精在，君看他年冰雪容。"[①]

（3）茯苓：本品具健脾补中，利水渗湿，宁心安神之功。既可作为食疗（如茯苓饼），又可配合其他药物而作药用。现代研究，茯苓可激活T细胞，增强机体免疫功能。

（4）人参：为五加科植物，为补虚药之主将，对于各种虚证，均属可用，元气暴脱者，唯参能救脱，正虚邪实者，可扶正以祛邪，又有安神之功，可治心悸及失眠、健忘等症。从中医理论及临床验证，本品俱适合于老年人，近代研究，更支持这一论点，今知，人参可提高脑力与体力，减少疲劳，增强免疫系统功能，实验表明有防止某些细胞衰老作用。

（5）枸杞：为茄科灌木，药用其根、果。其根为地骨皮，也为服食家用；其实能补益虚。自然果胜于根，有养阴补血、益精明目的功效。凡肝肾亏虚致头昏目眩、耳鸣耳聋者均适用。近代研究，枸杞可增强T细胞的功能，增强免疫功能的效果。

（6）黄芪：为豆科植物，药用其根，为重要的补益药，凡内脏下垂，表虚自汗以及气虚血滞之中风，本品均为常用。今知，本品能增强免疫功能。

（7）丹参：为唇形科植物，药用其根，为著名的活血化瘀药，用治各种

血瘀之证。对老年病，除重视虚之外，还得重视瘀，如冠心病、血栓闭塞性脉管炎、中风后遗症等，均常用丹参。

（8）葳蕤：又名玉竹，长于养阴，补而不腻，补养而不恋邪，有的医生认为"滋补阴精与地黄同功，增长阳气与人参同力"[1]，是一味阴阳双补之要药，可单用也可配方。目前，多将玉竹研粉，炼蜜为丸，以收滋养肺胃气阴不足，对老年人肺胃津亏极为适宜。

（9）白菊：主治风眩，能令头不白。近代研究，本品有降压抗菌之能，并能扩张血管，增加冠状动脉血流量，故对老年心脑血管疾病有良好的疗效。若把清茶和白菊混合，作为饮料对老年人能起保健的作用，其作用可能主要在心脑。

（10）何首乌：具有补肾精，益肝血之功，首乌含卵磷脂。用何首乌30g，浓煎去渣，加大米烧粥，可防预老年高血脂和血管硬化形成。目前，以单味何首乌制成片，适用于血虚体弱，头晕耳鸣，腰膝酸软等症。勿食葱、蒜、萝卜、猪肉、羊肉等。

（11）黑大豆：久服令人身重，明目镇心，好颜色，变白不老。近代研究，本品含大量蛋白质、脂肪、黑色素、维生素B_1，适用于体虚盗汗，或自汗，肾虚腰痛，血虚目暗等症。

近代赵炳南少时听书，说书人陈大爷，年逾古稀，仍然口若悬河，声如洪钟，而须发乌黑，腿足灵便，因其常服黑大豆，并云："此乃老夫之长寿丹也。"本品配浮小麦能治盗汗、自汗。肾虚耳聋也可用本品，猪肉同煮食。

（12）胡桃：食补中的最佳食品，食之令人肥健，润肌，黑须发，强筋壮腰，纳气定喘，并治耳鸣耳聋、牙齿浮动等。适用于慢性气管炎及体虚久咳，未老先衰或老人体弱、习惯性便秘等。经常服用胡桃仁，是有很

---

[1]　语出清·顾靖远著《顾松园医镜》卷一。

好的功效的。

（13）刺五加：又名追风使者，是与人参同一种属的植物，具有壮筋骨，轻身耐老作用。扶正固本，一如人参，是一味能增强机体免疫机能，提高机体免疫力的药物。

（14）桑椹：一名文武实，单食，止消渴，利关节，通血脉，主治眩晕、失眠、须发早白之症。现知，富含维生素B_1、B_2、C等多种以及油酸、亚油酸等脂肪酸。现时有桑椹膏，即本品加上滋阴降火之冰糖，成为养血润燥的补品。

（15）胎盘：一名紫河车，有补气、养血、益精、助阳之功，凡气血不足，津亏液损之虚证均可用。

（16）蜂蜜：甘润缓急，被誉为"健康之友"。营养丰富而全面，含葡萄糖、蛋白质、维生素、矿物质等60多种有机和无机物质。能促进肝细胞再生，又可预防脂肪肝，能助消化，护溃疡面，使之愈合，且能扩张血管，降低血压，提高红细胞和血红蛋白的含量，并有镇静作用，长期服用，延年益寿。古希腊视本品为"天赐的礼物"。

其他，如苡仁、大豆、豆腐、南瓜、慈姑、赤豆等，含糖质少而蛋白质多，作防预糖尿病的常用食品，最是适合。

（17）玉米：为产量仅次于大麦、白米的第三位粮食品种。在饮食中适当配搭此种粗粮，既增加花样，又多方面吸取营养，实有利于健康。

本品的蛋白质、脂肪和多种维生素都超过大米和白面。所含脂肪为不饱和脂肪，有助于人体的脂肪与胆固醇的正常代谢。对高血压、动脉硬化、冠心病、细胞衰老等都有一定的防治作用。故，现时常用于上述病症。

玉米含有较多的谷氨酸，能帮助和促进脑细胞进行呼吸并排除脑组织里的废物，所以它有健脑作用。玉米含大量纤维素，比精大米、精白面多4～10倍，纤维素具有吸水膨胀，刺激胃肠蠕动的特性，缩短粪便在肠道的停留时间，故能防止大肠癌的发生。据报道，非洲一些国家以及意大利、西班牙、巴西等国，癌症的发病率较低，是与居民习惯吃玉米有关。

玉米具有恢复青春的功能，所以说："欲长寿，吃玉米。"玉米须30g，煎水常服，是肾功能衰竭，以及糖尿病、高血压等患者的常用药。

（18）小麦：一作淮小麦，主要粮食之一。含淀粉、蛋白质、糖类、钙、磷、铁和淀粉酶等，有养心安神的功效。《千金方》即指出本品能"养心血"，凡患者神志不宁，精神恍惚，失眠心慌，易出汗，是有心血不足，服小麦大有好处。汉·张机有"甘麦大枣汤"，是为治思虑过度，而致神志恍惚（类似于现今的"癔症"）的名方。

南方人中，习惯以小麦合糯米煮粥，适合于脾胃虚弱而致四肢无力，睡眠不安，精神疲倦者使用。在小麦中，当有未成熟而致干瘪的叫"浮小麦"，为止汗之良药。倘能找到糯稻根，与本品同煎，或再加大枣，更能起到止汗的作用，而且能够退虚热。

（19）赤小豆：宋仁宗在东京，患疔腮，道士赞宁取本品研末，加水调匀，敷患处为之治疗。后来宋仁宗的内亲任承亮父子，先后患疮疡，也用本品治好了。

本品营养价值相当高，富含蛋白质、碳水化合物以及钙、磷、铁、硫胺素、核黄素、烟酸等。有利水消肿之功，故心脏性、肾脏性水肿，及肝硬化腹水食之均有好处。五代南唐《食性本草》有本品"久食瘦人"之说，这是本品能排出多余水分之故，并不真的使人消瘦，而老年肥胖病用本品常有效果。本品又治产后乳汁稀少。

注意，另有"相思子"，苦平有毒，与赤小豆不一样，但有的书也叫赤小豆，却不要混淆了。

（20）落花生：即俗叫花生，因为它花落以后，花托伸入地下结出的果实而得名。

花生原产于南美巴西，后来才传入我国。著《本草纲目拾遗》的赵学敏记载："康熙初年，僧人应元往扶桑（日本），觅种寄回，始有此品。"所以花生是由巴西传到日本，再传到我国的。文献记载也是较晚的，花生开始是在福建一带种植，后来传到内地，现在是普遍种植了。

花生有"长生果"的美称，营养丰富，现代营养学家把它视为"植物肉"，然从某种意义上说，它比肉对人体好处更多，视为长寿食品，当之无愧。本品含多量脂肪、蛋白质（各占40%～50%）以及多种无机盐等。

土炒、水煮、油炸，都是吃法。花生有降压、止血、降低胆固醇的作用，越来越为人们珍视。

河南泌阳县中草药培植场老职工唐道成，生于1896年（清同治八年），虽为百岁老人，依然耳不聋，眼不花，牙不掉，其长寿原因，除开朗大方、幽默风趣等外，就是爱吃花生。

但是，发霉的花生，含黄曲霉毒素，致癌性很强，是不可以吃的。

（21）黑芝麻：古人认为，常食黑芝麻，可祛除一切痼疾，返老还童，长生不老，并把黑芝麻和米做成的饭视为"仙家食品"。

黑芝麻亦称胡麻，为传统的滋养强壮品，每百克含蛋白质21.6g、脂肪61.7g、钙564mg、磷369mg、铁50mg，其铁含量之高，许多食物无法与之相比。

本品有滋养肝肾，润肠通便，养血乌发的作用。高血压、慢性神经炎、末梢神经麻痹患者，常食也有一定好处。但大便泄泻的人，不宜服食。

（22）大枣：本品除含有丰富的蛋白质、脂肪之外，鲜枣的糖含量达20%～36%，干枣达35%～80%，比甘蔗和甜菜的含量还高，枣所含的磷和钙比一般果品多2～12倍，维生素P的含量为百果之冠，1kg枣中含维生素C 5460mg，比同量的梨多140倍，难怪国外把它称为"天然维生素丸"。

大枣是滋养血脉，强健脾胃的妙品。一位五十多岁的患者，饮食逐渐减少，身体日益消瘦，名医张锡纯嘱每天吃熟枣数十个（将枣水煮捞出后蒸熟），一年多以后，饮食较前增加了三分之一，体质也大有好转。大枣在医疗上应用是很广泛的。

国外学者对大枣也产生了兴趣，英国有位医生在143例虚弱患者中作了对比试验，凡连续吃枣者，其健康恢复比单吃维生素类药物者快3倍以上。

近年来还发现，本品含有治疗高血压的有效成分——芦丁，并有保护肝脏，增加肌肉和体重的功效。患高血压和肝炎的中老年人，吃大枣也很有好处。

（23）核桃：又名胡桃，原产于四川、甘肃少数民族地区，当时该地处于西羌，汉代张骞出使西域而得种。核桃，营养丰富，内含脂肪、蛋白质、糖类、钙、磷、铁、胡萝卜素及多种维生素。

核桃是健脑之品，有益于大脑神经，在我国有"长寿果"之誉，俄罗斯人称其为"大力士的食品"。

核桃，有滋补肝肾，强筋健骨，补肾纳气，敛肺定喘以及润血脉，黑须发的作用，每服1～2枚，配以生姜1～2片，早晚2次，细嚼久服。现代蒲辅周认为，老年人日吃生核桃一枚，自秋后至清明，可消食化瘦。又将核桃仁60g、黑芝麻30g，共捣烂，每早用开水冲服一汤匙，能治老年便秘。

核桃仁有溶石作用，对泌尿系各部位结石，一般在服食后数天，即能一次或多次排出。所以，可作为泌尿结石的辅助治疗。

（24）栗子：被称为"干果之王"，在我国栽培已有三千年历史了。栗子含糖及淀粉62%～70%、蛋白质5.7%～20.7%、脂肪2%～7.4%，以及胡萝卜素、硫胺素、烟酸、抗坏血酸等多种维生素。

古人认为"果中栗最有益"，这话对老年人最妥帖。《名医别录》列本品为"上品"，认为它有"益气，厚肠胃，补肾气"的作用。《随息居饮食谱》也谈到"栗子，甘平补肾，益气厚肠，止泻耐饥，最利腰脚"。

又，老年肾亏，小便频数者，每早晚各吃生栗子二枚，久用亦效。李时珍认为：风干之栗，胜于日曝，火煨油炒，胜于蒸煮。在服食方法上"须细嚼，津液吞咽，则有益"。

栗子是大众化的补品，但一次吃得太多，则气滞难消，反致伤脾。

（25）冬瓜：具有十分可贵的药用价值，对动脉硬化、冠心病、糖尿病、高血压、肥胖病患者，都有良好的治疗作用。冬瓜中含钠最低，是肾脏病、浮肿病的良好蔬菜。冬瓜又能消暑，中暑用鲜冬瓜捣烂取汁，多量饮服，可缓解症状；又能解毒，凡饮酒过量及食鱼中毒者可服饮冬瓜汁。又，鲜冬瓜捣烂外涂，能治痱子；用冬瓜煎汤外洗，可治痔疮，都是简便灵验之方。

冬瓜皮退水肿，常与茯苓、猪苓、泽泻等配合运用。冬瓜煎汤代茶饮，能治疗荨麻疹。冬瓜还有清肺、化痰、排脓之功，可用于肺脓肿、阑尾炎、肺热咳嗽等。冬瓜子炒为末，米汤调服，可治妇女白带。

脾虚作泄者要慎用。

（26）萝卜：王孟英称其为"蔬中圣品"，本品能健胃消食，化痰止咳，利尿解毒。俗云："冬吃萝卜夏吃姜，不劳医生用药方。"可见其有利于对疾病的防疗，凡吃面食、豆食、油腻过多的人，吃些萝卜能消脂，急慢性支气管炎的中老年人也适合。

本品能对感冒、流感、脑膜炎、白喉等病起预防作用。煤气中毒患者，用萝卜捣汁，加白糖搅化灌服，能使症状缓解。古代更有这样的记载：某人避难入石窟中，贼以烟熏之垂死，摸得萝卜一束，嚼汁咽下即生。可见其能解毒。

近代研究发现，本品还有值得重视的防癌作用，因为阻碍肿瘤生长的第一道屏障是细胞间基质，而萝卜中所含大量维生素C则是保持这种屏障结构使之完整的必需物质，起着抑制癌细胞生长的作用。萝卜还能降低体内胆固醇，减少高血压和冠心病的发生。

《续医述》的编撰特色 ①

活动于清嘉、道年间的新安程杏轩先生，根据平日读书，随时札记，辑成了《医述》十六卷。其书在中医界有着广泛的影响，孟河费晋卿先生，对此书即极为称道：《医述》一书，"远绍旁搜，钩玄提要，博而能约"。虽说是"述而不作"，其实"功过作者远甚"。

我们于1981年接受了安徽科技出版社交给的校点任务，将原卫生厅的校点本②，依道光、光绪两个本子加以校订，并改成横排普及本，以利于这部著作的国内广泛发行。书成，中国中医研究院（现中国中医科学院）耿鉴庭先生给写了跋，认为《医述》虽系辑录而成之书，但所选文献，非常实用。耿氏数世研医，中日战起，由扬州避地北湖，仅携医书三部随行，一为《本草纲目》，一为《证治汇补》，还有一部便是《医述》。认为医者"备此三书，足资参考"。《医述》其文字节略处，与原作相较，"义达真存，使人心折。"我们当时对耿氏这一评价，实不甚了了。

1959年，安徽省原卫生厅翻印这部著作时，取《素问》《灵枢》等原书对勘，认为"异同颇多，非撰者有意节取，即所据本与今通行本不同"，但"无损于学"，所以"未便辄改"。我们的校点，虽运用现今通行的简化字，

---

① 本文为王乐匋教授1988年12月30日为其所主编《续医述》所撰写前言，安徽科学技术出版社，1993年，合肥。

② 安徽省原卫生厅1959年在安徽人民出版社出版了《医述》精装线装本，一函四卷。

但对上述异同之处，一直是本着"一本程氏著作"的原则。

1988年冬，耿先生来皖参与原安徽省科委组织编写的《新安医学史略》一稿鉴定会时，谈到新安一地，名医之多，著作之富，在当时实为全国所仅见。他特别提到《医述》一书，有着两大特点：

一是搜罗广博，特别是其中有不少新安医学文献，有的现今已绝版，有的仅见断简残篇，在程氏这部书中尚能得见其面目（尽管是摘引的）。

另一特点是，医家也讲考据之学，但与汉学家要求不一样，医家主要是重实用，诚如程氏自己所说："所辑群言，只期切要。或节录数行，或采摘数语……"

在处理句与句、段与段之间，程氏是颇费苦心的。他妙于剪裁，使读者读其书，只觉得语言流畅，无艰涩难读之苦。前人文字，由于文风不同，把这个问题处理得很得体，并不是一件容易的事。如果，有人对考据有兴趣，那么，只要是原书还在，选取各种版本，去做一番考据好了。

耿先生的上述评论，以及他早先所说的"义达真存，使人心折"，正好补充了安徽省卫生厅刻本所说的"作者有意节取"的说法。

1982年，我们在完成《医述》校点工作之后，当时学院领导和安徽科技出版社有关编辑一致认为，如能继《医述》之后，将道光以迄近代诸家论说，续予辑录，而成一《续医述》，其对于研讨中医学，将是一件极为有益之事，故即开始酝酿《续医述》的准备与编写。

程氏《医述》所辑，以能反映新安这一地区的文化为一特色。但自嘉、道以后，这一带渐趋衰落，续辑就不得不外出翻阅资料。除本省图书馆外，中国中医研究院（现中国中医科学院）、上海中医学院（现上海中医药大学）、南京市、南京中医学院（现南京中医药大学）、扬州市等图书馆，都为我们提供了方便，这真使我们非常感激。而我们学院领导，自始至终，都关心着这部著作的出版，从各个方面都给予我们以大力支持，以致使这一著作得以顺利完成。没有这些，是完不成此事的。

《续医述》选辑的重点，当然在清道光以后，但因为程氏辑《医述》时便有着希望后人能"补其阙略"之文，我们理解其意是，在他以后的新资料要补，即在程氏以前，凡属医史文献中之确为精要者，也可以充实进去。

温热病的研究，为清医一大内容。程氏所辑，仅至又可、天士而止。天士以后，尚有不少医家，所论既多，而且多有发前人未发之处，所以这部分是为《续医述》补充的重点。

中风一症，唐宋以前立论，大都认为是感召外来的邪风。到金元时期，河间、东垣、丹溪对此提出了各种新见，为人们对此病认识上的一大转折。也有医家（如王履）则认为，刘、李、朱等所倡的是一种"类中风"。而《内经》、仲景所言则是"真中风"。也就是说，此时"类中"之说行，"真中"之说仍被沿用而未废。明·张景岳研究此证，提出"中风非风"论点，可以看出，张氏对《内经》以来对中风的认识，所持的是否定的态度的。值得一提的是，清·王清任著《医林改错》，因为他自己在治疗中走过一段弯路，故认为古人立方，效与不效，要看其是否亲治其证，才能判断其方是否为屡验之方。如果病由议论，方从揣度，其理论与实际脱节，便不足以指导临床。他由于注意及此，所以所创的补阳还五、膈下逐瘀诸方，合益气化瘀通络之法，用于临床，就取得满意的效果。近代张山雷根据张伯龙《类中秘旨》提出的新论，而著《中风斠诠》一书，谓《内经》中，如"血之与气，并走于上，则为大厥""阳气者，大怒则形气绝，而血菀于上，使人薄厥"等，所论实即临床上所说的"中风"。其时，西洋医学传入中国，二张之论，受其启发，势所必然。尽管其说（如血冲脑筋），今天看起来很不完备，但法古更新，其精神很为可贵。而其所论述的，潜镇摄纳，清神涤痰诸法，至今仍为临床家所常用。

瘀血，其理论起源甚早，《内经》论气血喜温暖而畏寒，因寒可致血涩、寒痹、成积。仲景则谓，血瘀形成可因于寒，也可因于热，其抵当、桃核承气等，均为逐瘀名方。仲景而后，续有发挥，清末唐容川著《血证论》，立瘀血为专篇，并立蓄血，以示二者，既有区别也有联系。我们于诸血证中，凡持论精粹者，皆予以摘取。

《续医述》所辑内容，大致以"杂症汇参"部分为主体，并旁即其他。儿、妇两科，程氏书所辑虽精，但尚不以此为重点。我们辑《续医述》，觉得这方面尚有不少资料，凡属精要者，均予以摘取。

《医述》于每类之后，附以诸家临证治案，因为"医之有案，如奕之有谱"。但程氏书选甚严，认为"一家中求其精粹者亦不多得"，惟恐广而寡要，所选"务求超群迈众"。我们读其书，觉得这位先生定的标准实在是太高了，选案实在太少，前人如周澂之云："宋后医书，惟案好看，不像注释古医书之易于穿凿。"我们想，既然选了，就在每一病后酌选其精粹者。

养生长寿之道，随着我国社会经济的发展，越来越为人们所关注。程氏书对此已加留意，但我们觉得还是可以选。谈养生，除医家著作而外，诸子书论及者就不少，所以这部分内容补充了不少，而作为此书的第一篇。

方论，程氏书虽已列入，但既然列了，也应使之较为完整。我们对凡古代方论之精者，又为程氏书所漏而未选者，就作为"补其阙略"的又一内容。

随着西学东渐，近代医家论著，颇多中西汇通之作。但时代毕竟局限了他们，使其理论多不成熟。对这部分内容，我们取慎重态度，一般只好暂予割弃。

我们觉得，程氏书虽"妙于剪裁"，一半也是由于时代局限，因为当时还没有如现今通行之新式标点。程氏处理句与句、段与段之间常加几句文字予以链接，实有不得已而为者。今天我们采用新式标点，就不存在摘选的内容还要再加"剪裁"这一问题了。

程氏以一人之力，读新安诸家藏书，而成《医述》这样的巨著，其本身实足感人。我们这些后来者，要说条件，较之程氏当时要优越得多，重读《医述》，深自愧恧。也曾见，有的医家，文字精美，读其书以为新论，及至摘录下来，梳理归列，才发现其内容已为程氏书所收入，只是前后文字略有不同而已。

在一位读书广博的前辈著述面前，"续"并不是那样容易。值兹交稿付梓之际，深感要使《续医述》真正起到程氏书那样的作用，是还有待于继续努力的。敬希读此书者，不吝赐教为幸！

陈实功《外科正宗》校读后记 ①

明·陈实功（字毓仁，一字若虚）的《外科正宗》，成书于1617年（即明万历丁巳四十五年），此书收载了自唐迄明，内服外敷的有效方药，结合一己之经验，详论了鼻息肉摘除、下颌骨脱位整复等精巧手术，是一部内容丰富，理论联系实际的著作。

另外，对痔疮的治疗，该书所载之枯痔散、枯痔疔以及挂线诸法等，即在今天，仍有着实用价值。

清·徐洄溪认为，此书为操外科者，不可缺少之参考书，而有"列证最详，论治最精"之誉，是绝非偶然的。我们在校读过程中，深深感到这位古代外科专家，积四十余年而成其书，这种认真不苟的创作态度，也是非常感人的。

《外科正宗》有好多种版本，新中国成立以后，人民卫生出版社曾据明崇祯四年本，加以四页合一影印。我省图书馆所藏之本②，据《全国中医图书联合目录》收载为明万历丁巳本，但经我们查对，该书实亦经崇祯四年重刊，然较之人卫影印本图像完备（如棉花疮——即梅花疮一图）。

此书，最初当为明万历四十五年丁巳刻本，我们曾在中国中医研究院（现中国中医科学院）及上海中医学院（现上海中医药大学）两处图书馆找

① 本文为王乐匋教授1985年9月为点校《外科正宗》所写校勘记。
② 即，安徽省图书馆。

到，而且有些处与人卫影印本显然有异。我们征得上海中医学院同意，将该馆所藏之万历本加以影印，作为我们校读此书的底本（即沪本），而以我省馆藏之崇祯本（即皖本），人卫之影印本为互校本，另外，我院①尚藏有清康熙三十八年己卯刻本（观荣堂本）、清乾隆年间由张鹜翼重订的十二卷本（善成堂本）、清咸丰十年庚申海宁许楣重刊本（即徐洄溪批十二卷本）等为他校本。十二卷本经过增订，已非本来面目，但对一些可疑或值得推敲之处，却起了很大的作用，当然我们并不任意更动原书，但提供存疑是可以的。我们校点本书是本着下列原则来进行的：

第一，以沪本为底本，尽可能存其本来面目。如卷一（12页）的"痰用二陈汤"，崇祯本作"溃后八珍汤"，这与上文的"气用四君子汤，血用四物汤……"相连而论，显然"痰用二陈汤"这样提法为当，故从沪本。又，该卷（7页）"劳而痛者益之"，"益"，崇祯本作"逸"，如果联系上下文来看，"恶肉侵蚀者去之……损而痛者续之"，则"益"似较"逸"更妥，所以也从沪本而作"益"。

第二，他本有出入，但两者均可通，还是从底本。如，卷二（155页）的"天门冬盐水泡炒"，"泡"，皖本作"拌"，亦通，仍作"泡"；又如，该卷（140页）"又有痰火劳瘦"，许楣本"劳瘦"作"劳嗽"，亦通，仍从底本（即沪本），但标出以示对照。又，卷三"众医纷纷，杂药妄进"，崇祯本"医"作"议"，二者相较后者似觉更为贴切，但前者亦可通，我们还是从底本，只加注说明。又，卷二（142页）"咽喉涂塞"，许楣本作"咽喉壅塞"，显然是重刊整理者有意作了更动的，但"涂"，杜也，杜塞孔穴也，原本作"涂"，亦非无据，我们还是从底本。

第三，底本显然缮写或刊刻失误，他本更正之，则择善而从。如，卷一（18页）"溃脓之后，不可用消"底本原作"溃脓之病，不可用消"，"病"

---

① 即，安徽中医学院，现更名为安徽中医药大学。

字显误，人卫及皖本这两个崇祯本子给改过来了，所以从崇祯本改，但加注以资说明。

第四，存疑，即各个本子均同，但字有可疑，则加注存疑。如，卷一（26页）"或煎猪胆套结"，按《伤寒论》235条有"大猪胆汁，皆可为导"之文，这里以"导"作"套"，殊觉难通，所以加注说明，以作存疑。类似的例子尚有该卷（9页）的"六腑者……手厥阴心包络经……此六经其名属腑"，我们参看了《黄帝内经·灵枢·邪气脏腑病形》篇，叙述六腑有手阳明大肠经，而无手厥阴心包经，但各本均如此，故亦加注说明，以资存疑。此外，尚有前人提出怀疑的，亦本原意，只作存疑。如，卷四（209页）"落下颏拿法第一百三十一"，许楣本认为"颏"当作"颔"，未作更动即是。

第五，原本缺字，而他本已加者，则据以加之。如，卷二（155页）的"治暴失音方"，"方"字原缺，据许楣本以加之。

第六，内容与他本有较大出入者（不是指徐批更动本），仍存原本，但加注说明，以资比较。如，卷四（210页）有这样一段话："用如圣金刀散急掺之，气血喷出，多掺为要"，崇祯本则作"急用丝线缝合刀口，掺上桃花散，多掺为要"。这是属于原本与他本有较大出入的，我们一律按上述办法处理。

此外，尚有需作补充说明者：

（1）刊刻显然有误，或不甚妥当者，则据文意予以修改。如，卷四（203页）之"黄蜡二两熔化"，"熔"原作"溶"，改作"熔"。卷二（138页）之"自有虚火实火之分，紧喉慢喉之说"，卷三（131页）之"火人有虚火实火之分，小儿有胎热胎风之别"，两处之"有"原作"由"，一律改为"有"。

（2）卷四（128页）海艾汤歌诀"甘松藁本蔓荆子"，"甘松"原作"甘粉"，但该方方剂是"甘松"，逐改"甘松"。同卷（120页）清脾甘露饮，歌诀缺竹叶，方剂中有之，则加注说明。卷四（116页）之化斑解毒汤，

（126页）之清脾甘露饮，凡药量相同者，均作各等份，此在末剂丸剂尚可，用于汤剂，殊欠确，然此想为当时约定俗成，故加注说明，不作修改。又，同卷（152页）"丝药线见痔疮门"，原作"见瘿瘤门"，则根据该方出处，改作"见痔疮门"。

（3）书中有些处在现时颇为难解者，则略加注释。如，宝钞即纸币（始见《宋史》）；杜筋箭即疣子之大者（见许梸本徐洄溪批注）；黄册，据《唐书》三岁以下为黄……十年造黄册，此借指小儿；书手，即治理文书之小官等。

（4）书中字体书写前后不统一者，一律统一之。如"欝"一律作"鬱"；"盖"一律作"蓋"；姜蚕之"僵""殭"一律作"姜"。但这些均不加注。

在校点过程中，得到上海中医学院（现上海中医药大学）、中国中医研究院（现中国中医科学院）及我省图书馆给予的大力支持，他们有的同意影印珍本，有的不厌其烦地给我们查阅，有的则将他们的馆藏刻本提供给我们作为旁校，使我们觉得一事之成，亦须有赖于多方面的援助，因而感激万分！

古书校注，本极复杂，我们限于水平，又毫无经验，虽作了一些努力，错误当所难免，尚请读者指其疵谬。

医学新与旧的论争 ①

中医学发展到金元之际，出现了一次百家争鸣的高潮，大医学家罗知悌提出了一个新见，他认为"用古方治今病，正如拆旧屋凑新房，其材木非一，不再经匠人之手，其可用乎?"罗氏之学，导源《灵》《素》，复致力于完素、河间、东垣之学，能够融合通贯，所以提出一己的看法，与无源之水，无根之木，截然是两回事。清·赵翼诗云："同阅一卷书，各自领其奥。"罗氏可谓为善读古人书，而又能在书本中跳出来的一人。他的学说，得到他的学生朱彦修发扬光大，一直影响到后来。在我国学术史上，也有着另一些学者，他们迷信古人，凡被列为"经典"的著作，便视为不可移易，用古方而无效，便认为是自己学古人没有学好，从来不敢在古人所说之外另创新见，那样离经叛道之事，在他们是想也不敢去想的。一部医学的历史，内容尽管多个方面，但总的不外新与旧的论争。

近代陆清洁撰《万病验方大全》，孟河丁仲英为之序云："医学……由汉而后，代有变迁，盖……时有不同……地有区别，古方不能尽合于今，复有古无是方，而今有是病，得后起英彦，悉心阐究，致补前人所不备，发前人所未发。"丁氏可说是又一个"古方不能尽合于今病"论者。他道出了"古无是方，而今有是病"这一点，余想，只要搞过几年临床的医生，对它应该

---

① 本文为王乐匋教授为范仁忠主编《中国高效专方精选》所作序言，中国科学技术大学出版社，1994年，合肥。

是有所体会的。即，一方面感到古方浩如烟海；而另一方面，却又感到古书所说的不够用，必须不断探求新的治疗方法。

由范仁忠、马宗华等同志编写的《中国高效专方精选》一书，取当代医家临床常用之方，而必以实验诊断为依据，足资借鉴推广者方入选，其特点：配伍缜密，繁简有序，并给药途径，煎药方法，一一分明，而融合新知，自不待言。故其方，虽为一般医书所未载，而用之临床，确有实效。

总之，本书是一部，备而不冗，约而不漏，条理清晰，各科俱备之书，学者手此一书，不啻开一卷而识百家，通过借鉴他人之经验，迅速提高一己的诊疗效果。余想，用丁氏"补前人所未备，发前人所未发"一语来说明本书，是最确切的。

杨以阶与新安杨氏儿科 ①

杨以阶先生，安徽歙县人，从事中医儿科五十年，有很丰富的临床经验。本书载其临证治案93则，足以窥见先生医学思想的一斑。

徽歙一带，古属新安郡。自宋以降，随着经济文化的发展，此间医家辈出，著述甚多，给中医学增添不少内容。除著述传世以外，诸人以其医术服务乡里，至今广为流传，同样是中医学的一份宝贵遗产。

杨氏操儿科，始于明季杨守伦先生，至以阶先生，历十四代，其七世祖章国先生，医名甚著（见《歙县志》）。以阶先生少承家学，弱冠不幸遭先人早逝之恸，但以其刻苦力学，终于将前辈的经验承继下来，故杨氏儿科得以传至十四世而未中断。

以阶先生平日谈医，极推崇乡先辈许豫和先生。许氏在儿科方面，极富心得，其著作如《豫村治验》《小儿诸热辨》等，对儿科诸病，特别是各种类型发热的辨识与处理，尤多发挥。以阶先生，常读其书，启发不少。

从本书所载腹泻、麻疹、感冒、发热、夏季热等治案来看，先生之于儿科确实下过功夫，深有造诣。但诊证治病，务在从实际出发，前人的成法可资汲取，却又不必书泥其法与其方。

---

① 本文为王乐匋教授1980年1月为杨以阶《儿科临证验案》所作前言，安徽科学技术出版社出版，1980年，合肥。

新中国成立后，在党的中医政策的光辉照耀下，先生由一个社会医生而被吸收参加医院工作，并在中医学院任教，今昔对比，深感党的关怀与温暖，并深深感到，作为一个人民医生的无限光荣。感荷之余，先生常勉力学习他人之长和西医学知识，使自己的技术不断精进，其"做到老，学到老"的精神，也是值得我们学习的。

黄柏的清补之功 ①

柴君中元，在写成《景岳新方辨》一书之后，复积平日临证读书之所得，而成《治肾研究》一书。全书十余万言，分上、中、下三卷。上卷医论，为作者历年发表于国内各医学杂志之有关论述；中卷方药，就各种治肾方药加以分类排比，并提出自己的一些体会；下卷医案，选取前人临证治案，加以分析，以阐明其辨证立方之义。

医学研究，务在要有多种途径，柴君之作，则是"通过文献整理，发掘古今医家的临证经验，商量旧学，启发新知，将治肾药法作一系统归纳"而成。

柴君治学，力主在条件许可下，尽可能广收博采，而不囿于一家之说。当然，这不能说是博而寡要，而是认为，如能多所比较，则辨识愈明，而所学知识愈能为己所用，分析问题，自然就能较为客观。前人有云："观千剑而识器。"②欲探索医药底蕴，在读书这一方面，能得涉猎广一些，总是比较好的。

为了说明作者确实是在向着这方面努力，试举本书论黄柏的部分内容为例子。作者谓："黄柏善泻相火，相火妄动而煎灼真阴者，用其泻之，即

---

① 本文为王乐匐教授1983年秋为柴中元《治肾研究》所写序言，是书由浙江省原上虞县卫生局，1983年印行。

② 语出刘勰《文心雕龙·知音》。原文"操千曲而后晓声，观千剑而后识器"。

是补之""黄柏治阴虚，是以泻药之体，作补药之用，此善于理虚者之手段……然末流所及，竟至滥用苦寒以养阴，日日服饵，降令太过，脾胃被损，真阴暗伤……故景岳笺正错谬，力斥其非，矫枉救弊，不为无功。惜其主张太过，连以泻为补之法，亦几乎为其否定，虽是时势之使然，总嫌持论之过偏。"

黄柏本身并不是补药，所以作者不同意前辈，如缪希雍等直把黄柏说成是补药的看法，以为那样则失药理之真，而于严洁等所说"（黄柏）清自下泛上之阴火，火清则水得坚凝，不补而补"[①]，其看法比较恰当。这样子来分析黄柏的作用，是很能给人以启发的。

作者此书，大体一本前人文献，而加以发挥，即如下卷医案，所辑亦多为前人治验，至于近人著作，虽不无佳妙，以其尚在不断发展，总结惟有俟诸来日，本书就略而未选了。

本书为治肾者说法，不论内伤外感，凡证涉肾虚，例须结合治肾，以起到扭转病机的作用。当然不是说任何情况下都治肾，但注意到照顾肾气，确为处理疾病的一大关键。

读本书使我们看到临床上"异病同治"这一特点。"同病异治，异病同治"为中医一大内容，但异治中有同，同治中也有异。本书论治肾，涉及了很多病种，在治肾这方面是一致的，具体方法却并不都相同。

柴君之书，不仅为从事研究工作者提供不少宝贵资料，即临床医生获睹，亦多所启发，是一部理论与实践密切结合之书，因此乐为之序。

---

① 语出清·严洁、施雯、洪炜同纂之《得配本草》"黄柏"条。

凌晓五与王少峰学术渊源 ①

　　本书作者王少峰先生，为咸同间归安名医凌晓五先生入室弟子。其书立足于伤寒温病学说之融合。在治法上，凡为仲景书所未备者，则取后世论温之说补充之，故脉证治法，朗若列眉。读者苟能熟此，则伤寒与温病，其同其异，大致楚楚，可说了如指掌。故本书虽冠以"伤寒"之名，实则融伤寒温病于一炉，谓为通治外感病之一部专书，也未尝不可。作者写作本书，在当时可说搜罗既富，识力尤精，注意切合临床之实用，其贡献于祖国之医学，当非浅鲜。

　　余因为在我院《学报》发表了《程钟龄与〈医学心悟〉》一文，引起了沈仲圭先生兴趣，从此常通音讯，时以医学相研讨。沈老为医界名宿，早年曾受学于镇海王香岩先生，亦即归安凌晓五先生之再传弟子。余的留意凌氏著作，得沈老启发不少。

　　现就凌晓五先生及其有关问题，略述一二，以证少峰先生之学，渊源有自。

　　晓五先生，名维正，字晓五，一字晓邬，晚号折肱老人。先世由安吉迁归安，遂为归安人。

　　凌氏先人就以针灸名世，至晓五先生，初习举子业，后以体弱多病，遂

---

① 本文为王乐匋教授1990年5月4日为王少峰《伤寒从新》所作序言。

发奋攻医，习岐黄家言，广搜汉唐以来方书，晨夕研求，必穷其源而究其理，其好学笃实之精神可想。其时，郡南有儒医吴古年，见其立方有法，很为称许。晓五遂经人介绍，参列门墙，从其受业。归而学益进，名益起，凡男妇大小方脉以及疮疡诸科，无不精通，可说是为医学上一多面手。每日求诊者接踵，被乡人称之为"凌仙人"。同时，四方负笈学者也日多。先生有教无类，面授以《素》《灵》、仲景之书，并取古今诸家著述，以阐发其精蕴。因此，从学于先生者，各能展其所学，而发挥师承。

就余个人所知，当时的王香岩，人们便称之为"王伤寒"，为治时病之能手，而为医界之铮铮者。

沈老亦长于治时病者，毋庸赘述。这位老前辈已于数年前病逝于北京。今读少峰先生著作，其发挥仲景之学，阐发治温之法，使余又一次看到前辈人学古而不囿于前人之遗风。

新安医学，本与浙江以及扬州等地医学相互影响。即以浙江而论，就个人管见所及，若程芝田之影响及浙衢雷氏，程钟龄之影响浙江邵兰荪，而明·张景岳之学影响及于程氏杏轩者亦不少。可知新安医学之形成，与其他医家之相互渗透也是不可分的。少峰先生，可说从学于归安凌晓五而能发挥晓五之学的新安一前辈了。

论《本草纲目》中医话价值 ①

余少时习医，先君教以从《内》《难》《伤寒》诸书入手，盖凡百学问，皆有本源，业中医者，未有目不睹汉唐之书，而能窥医学之门径者。又非精熟不可，因古书义奥词深，一时无由究其底蕴，如能熟悉其内容，则他日识见日广，学问日进，一一印证之，自可融会通贯，一旦豁然，是所谓"书读千遍，其义自见"也。

此数十年前之往事，其后行医闾里，新中国成立后调中医学院任教，求知欲之驱使，亦缘"教然后知困"，使余不得不广读诸家著作。尝谓前人论著，惟医案医话，最为中医学之最精华部分，诸家注释每多穿凿。昔陈蝶仙②先生谓，学文最好阅读说部笔记，医家前辈沈仲圭先生，亦有学医最好读医话医案诸书之说，皆为有得之言。惟尝过此中甘苦者方能适。

任何道兄，好学敦行，临证之余，勤于著述，近集选《本草纲目》中有关医话之内容，分读医随笔、临证心得、学术评论、见阅掌故四大类，而成《李时珍医话集》，其书条分缕析，而涉及方药病证及史料、掌故最多，而所选内容，均注明出处，保持文献之完整性与可靠性。李氏

---

① 本文为王乐匋教授为任何研究员《李时珍医话集》所作序言。
② 陈蝶仙（1879～1940），原名寿嵩，字昆叔；后改名栩，字栩园，号蝶仙，别署天虚我生，是晚清至民国初的著名鸳鸯蝴蝶派作家。

《本草纲目》考订綦详，文笔精美，昔张慧剑先生[①]尝谓，读《本草纲目》关于药物的描述，不啻读一优美之妙文，今任君又选其关于医话部分而成书，故极富可读性。

　　窃谓学医者，读《内》《难》《伤寒》而外，尚须广为涉猎，而李氏《医话》一书既出，对医人又多不少启发，余读其本稿，则之有味，故乐为之序。

---

① 张慧剑（1906～1970），原名嘉谷，笔名辰子，安徽石埭（今石台县）人，著名报人，作家，评论家。著有《李时珍》（电影剧本）等。

谈谈中医病案学 ①

清代医家周澂之有言："宋后医书，惟案好看，不似注释古医书之多穿凿也，每家医案中，必各有一生最得力处，细心遍读，是能萃众家之所长矣。"余少时服其说，研读叶天士、吴鞠通、王孟英、王旭高、张聿青诸家之案，从中探索前人辨证立方之技巧，以拓展自身临床诊治之思路，获益良多。

然前人治案，虽记录临证过程，但也不无流弊，概而言之，约有数端，或研辞琢句，讲求词华，而阐述病证机制则不足；或则滥于搜罗，以多为贵，以博为能，终至如徐灵胎所谓之记账簿式者；或则侈言治验，讳言已过，大言炎炎，犹若病者一经其手，所治必愈，无病不瘥，使学者真赝难辨；或则首尾不全，始末难考，虽珍敝帚，终属残葩。种种流弊，不一而足。

倘能如孙东宿所书治疟兼腰痛之案，前后七诊，病情之反复，病机之曲折，无不详载于案中，而医者全力以赴，颇费周折而终底获效的宝贵诊治经验，也就昭然于字里行间，这无疑最能给人以启发。可惜，此类实事求是的佳案实不易觏。可见，前人治案也多瑕瑜互见，尝有不能尽于人意者矣。

---

① 本文为王乐匋教授1994年初为张笑平教授主编之《中医病案学》所作序言。

今由张笑平教授主编的《中医病案学》一书，悉将中医病案学的起源、形成与发展、中医病案的撰写、整理、编纂、阅读、评析、讲解乃至管理等，逐一加以归纳与阐发，全面而又系统，蔚然而成一门新的学科。余尤欣赏各类病案选讲一章的编写方法，非但每类选案别寓深意，着重遴选了诸多变案与误案，而且每案述评，有的放矢，深中肯綮，或举成功之所以，或接变通之奥妙，或穷失误之原委，无不因案而发之，其学验之丰，见解之灼，识力之精，又无不于此而窥见一斑！

窃谓此书之问世，势必有助于指导初涉临床者学习和研究病案，即便临证有年者，得此一书，也必将从中广受启迪，这对于发展中医学术理论实具极其深远的意义，是故而为之序也。

新安医家治学特点 ①

医史，是整个医学的缩影。了解了医学发展的历史，就如同航海有了指航，入第宅而有了门径一样。不然，只得乱摸，即便能摸出一点道理来，花的时间却是很多的。

研究医史，第一步须占有丰富的史料；再就是，要善于分析史料，从中拣其得失，明其真伪。在这里，既需博闻，又须择善，博闻是研究的基础，择善是用以区分真假、辨别优劣的手段，这样得出的史实，才是可信的，具有说服力的。

洪芳度同志从1978年开始，即着手《新安医学史略》一书的编写，其间五易其稿，到现在基本成书，其好学求实精神，本身即足感人。本书就新安医家的成长，总结前辈人治学特点为：

（1）勤于考证：例如对医学经典进行了大量的注释工作，使之深入浅出，语简义明，这种学风，可以看出乾嘉考据学风起着影响，使医学研究之风，同样为之一振。

（2）求实精神：例如论脉，自北宋末年，高阳生以《太素脉》故神其技，蒙蔽群众于一时。明医家汪机出，作《矫世惑脉篇》力加驳辩，强调必须四诊合参，才能对疾病做出较确切的诊断，便是求实精神的一例。

① 本文为王乐匋教授1988年11月为洪芳度主编的《新安医学史略》所撰写序言。

（3）认为学贵专精：明医家方有执，对医学研究强调一个"醇"字，醇即不杂，也含有不浅薄，不虚华之意，这便是"醇"。方氏认为，书以载道，如果入门不醇，反足致害。后来，程钟龄谓"思贵专一，不容浅尝者问津；学贵沉潜，不容浮躁者涉猎。"便属于此种说法的继续。

另一方面，又力主广征博采，不拘一家。如，北宋末年，歙人张扩，初师蕲水庞安常，继而又赴西蜀求师问业；明·吴鹤皋师余午亭三年，又服游三吴、两浙以及荆、襄、燕、赵等地，负笈万里，从师七十二，终于成一代医学大家。

徽州，这个历史上曾经有过"东南邹鲁"之誉的地区，文风技艺，至今为人们向往，人们对"徽派"绘画、篆刻、刻书、建筑（包括木雕、砖雕）以及徽剧、徽菜等引起了浓厚兴趣，称其为"徽派"，是不足为怪的。医学成就与这些方面相比，可说毫无逊色。

在这里，余想就医学流派问题谈一点个人看法，以就正于同道。徽州文化有着它的特色，于是医学上有人称新安医学为"新安学派"，这种以地域来划分某一学派的提法，可不可以？应该说是可以的。这在其他学术领域里也同样是有。比如说，绘画里的"扬州八怪"，便有人称其为"扬州画派"，而且几乎熟在人口，没有人提出异议了。其实，就风格而论，则"八怪"中板桥专工墨竹，士慎以墨梅见长，画种就不同。李晴江松、竹、梅均擅，但画风与前二人迥异。他如，冬心、两峰、黄慎、高翔等，或以古拙见长，或以秀逸争胜，有的专工人物或山水，可以说真是面目各异，如果这批人不是同活动于扬州，能说他们是一个画派么？他如，龚贤为首的"金陵画派"，还有近年贺天健提到的"黄山画派"，要说风格，也都是各有画目。

书坛如此，其他如印坛等也能举出例子，有所谓"海派"者，近代吴昌硕而外，其他印人就另有面目了。因此，所谓流派，除了师承、风格而外，也还有以地域划分的例子。

新安医家，由于所处地理环境等原因，金元以降，朱李之学在这里有着广泛影响，故论流派不仅是地域，即就学风，要说前辈人运用了朱李之法，发挥了朱李之学，也完全可以。但临证之际，务在从实际出发，吴师朗云："遇内伤则内伤治之，遇外感则外感治之，遇滋则滋之，遇降则降之。"无非是随其证而治之而已，岂能以一方一病，而给某一医生下结论。

所以，说"新安医学"可以，说"新安医派"也是可以的。近年来，常有人提"孟河医派"，孟河集费、马、法以及后来的丁氏为一地，要说学派，也主要以地域来划分的。

洪芳度同志较系统而全面地收集了新安医学史料，编纂成《新安医学史略》一书，其书对深入研究新安地区的医学，发扬徽州文化，必将产生深远影响，其史学价值，实不容低估。

这些年来，余在指导研究生的同时，一直酝酿着探讨新安医学发展的历史脉络及其与徽州文化成就的关系，写出一部类似洪芳度同志这方面的史学著作，只是忙于教学，而且精力也渐有不济，故只是停留在史料的收纂和思考酝酿阶段。读洪芳度同志的力作，感到由衷的喜悦。万事总是开头难，有了这样一个好的起点，今后的研究与探讨，就有了一个较好的基础了。

再谈新安医家为学方法 ①

　　翻开中医学的历史，其中不乏勇猛精进之士，但较多的都是安之若素的守成者。在众多的守成者中，有穷毕生之精力，承继前人，不能说毫无成绩可言，或者说，前辈人传到他们手里的经验，能赖以不坠，也就算是可以的了，但他们的贡献，同开拓者比起来，毕竟是微弱的。开拓者则相反，他们不满足于前辈传下的知识，往往将其突破，由突破而立新说，也有的从中遇到不少的阻力，但随着时间的推移，其论点将在实践中逐步被认识，被证实，从而发扬光大，在青史上写上光辉的一页，开创着医学发展的历史。

　　读《新安医学史略》，觉我们徽州前辈中，同样也有着敢于冲锋陷阵的开拓者，如宋之张扩、张杲；明之汪石山、孙文垣、程松崖、江瓘、余午亭、吴鹤皋、方有执、徐春圃；清之程衍道、程云来、程郊倩、曹守堂、程钟龄、吴谦、吴师朗、郑梅涧、许豫和、程芝田等。实为新安医学开宗立派的功臣，即在整个中医学史上，同样也闪耀着他们的业绩。

　　学习新安医学发展的历史，有哪些方面值得我们在这里提一提呢？个人认为：

　　（1）求实：如汪石山论诊病，反对故弄玄虚，提倡识证诊病，必须四诊合参，因为临床上确有"病脉不相应者，变出百端"，所以不可能一一凭之

---

① 在整理本书时，发现王乐匋教授1988年11月为《新安医学史略》另写有一序，为手稿，今亦录之。

于脉。由于有这样的求实精神，所以行医四十余年，多起奇证，远近求诊，几无虚日，这样一位医生，自然受到群众的欢迎。

（2）学博：前辈如戴震，以及胡澍、汪仲伊等，都不是以医为业，由于通博，所以于医学上亦能立新说，见人之所不能见。既然医家中，如徐春圃幼从太学生叶光山学诗文，于医书无所不读，以儒通医，乃精其术，终于写成《古今医统大全》这样的医学巨著。

（3）探幽：如孙文垣经三十年博学勤访，治病能决生死，所作《医旨绪余》，阐明阴阳五行之理，分辨脏腑形质，对丹溪的"相火论"大有异议，认为火有内外之分，邪正之别，故无论在天在人，凡属正火，都是主于生化之元气；凡属邪火，无论外来内生，都为有害于元气的贼邪。倘如丹溪以天人分君相，以君火属人，相火属天，龙雷之火属天，肝肾之火属人等说法，只是一种徒托空谈的说法。又如，对气的认识，认为人的生命与自然界的变化所以能生生不息，都源于一气之流行，为其著作中对正气的补养，找出了理论根据。

（4）返约：程钟龄著《医学心悟》一书，最是为此中代表。程氏寝馈于此道三十余年，至晚年始成《医学心悟》六卷，其"医门八法"的几篇文章，足以窥见非学有根底者不能道。更可贵的，在博而能约，认为"人身之病，不离乎内伤外感，而内伤外感中，只一十九字尽之矣"。他将风、寒、暑、湿、燥、火归为外感；喜、怒、忧、思、悲、恐、惊以及阳虚、阴虚、伤食归为内伤，总计一十九字。而千变万化之病，总不出此，所谓"知其要者，一言而终，不知其要，流散无穷"。习医必须善自提纲挈领，然后识证治病，才能拿得出一套方法。

求实、学博、探幽、返约——前辈们运用此方法，为后人打开医学知识的宝库。学习了《新安医学史略》下篇，觉得我们这一辈人，真是肩难任远，必须善自努力，在新的形势下，承继前人，并要敢于超越前人，为医学发展做出新贡献。

新安喉科最具特色 ①

在整个新安医籍中，喉科不占很大的比重，然而，却是最具特色的部分，不可忽视的部分。

谚云："走马看喉咙"，一点不虚。犹忆童时在外祖父（郑纂钦②公）家，遇到病家半夜敲门求医急诊的例子，不胜枚举。这就要求医者，必须有定识于平时，始有定见于俄顷，于此方能辨证明确，用药一击而中，稍有差误，后果不堪设想。

再就喉科医籍，如《重楼玉钥》《喉白阐微》，在整个中医学里也是极富代表性的，影响及国内外的，提到喉科，这几部著作几乎熟在人口，现在国际上掀起中医热，这应有喉科的一份。由洪芳度、余德利两兄编写的《新安喉科荟萃》一书，对喉科各症作了详细论述，其中有前辈述症简略者，旁参他种文献予以补充之；各症中同名异病或一症多名者，予以订正之；而对前人理论精粹处，予以彰明之。因思此书一出，学者手此一本，不仅对喉科学由源及流，大致楚楚，即对症之传变，治疗之步骤，针药之选用，亦可了如指掌，确是一部理论与实际密切结联的好书。

通读本书，余个人特别欣赏其广为采撷的精粹理论部分，如郑枢扶曰：

---

① 本文为王乐甸教授1996年4月为洪芳度、余德利编著《新安喉科荟萃》所作序言，江苏科学技术出版社，1997年，南京。

② 郑纂钦（1867～1930），名郑靖，以贡生候选训道，医术精绝，为新安"西园喉科"清末民初著名代表性医家。

"喉向诸症，惟患单、双蛾甚多……此症由肺经积热，受风邪凝结，感时而发，致生咽喉之旁，状如蚕蛾，亦有形若枣栗者，红肿疼痛，不能吞咽，然形有双有单，双者轻，单者重……医者务须明辨，切不可单双混同，概以蛾症治之也。"又如，其论以贝母云："贝母味甘，微苦，气平，不寒，除肺热，降胸中热结，祛肺痈，肺痿，痰脓，喘咳，清咽喉，润肺燥。至于土贝母及浙贝，大苦、性寒，气味俱浓，惟不宜于白腐之症。"其言如此，屡见前人临床上常书此中甘苦，故无论辨证或用药，丝丝入扣，细如毫发。学者能于此等处悉尽心留意，当可得意不少。是为序。

谈温病伏气之论 ①

　　读罢蒋士英教授《温病刍议》诸篇，深感其治学之勤，不肯浅尝辄止，故能发前人之论，而为吾辈之楷模也。今试举其论"伏气"一篇，俾得从一斑以窥全豹。

　　伏气之论，导源于《内经》，然伏气一名，见于方书者，当以《伤寒论》为最早，晋·王叔和、陈延之加以引申，宋·庞安常继之，于是医家论温热，一本其说，而言其病因起于伏气。清·柳宝诒著《温热逢源》，言："伏邪之名，从前未经道及，自蒋问斋著《医略十三篇》……伏温之名，始昭然大白于天下。"其实，姑不论《内经》《伤寒》已有著论在前，即早于蒋氏之周扬俊、张石顽诸家，其著论谈伏气者，亦不止一处，而成书于道光五年之《医门棒喝》，辨析伏气，亦颇详尽，是则章氏对此一问题之认识，亦早于蒋氏也。然以伏气作专篇论述，则蒋氏实为第一人，故其功亦不可没耳。

　　吴鞠通著《温病条辨》，分温病为九种（实际所论不止此数），并于开始即谓"凡病温者，始于上焦，在手太阴"，似乎所论专主"新感"，然其书不仅有"温热"一名，并及于"伏暑"，是则并未排除伏气说。

　　清·王孟英总结前人之论，编纂《温热经纬》，分温病为"新感"与"伏

---

① 本文为王乐匋教授1997年7月20日为蒋士英教授《温病刍议》所写序言，是书以《蒋士英温病医论及学术经验选》名出版，杭州大学出版社，1998年，杭州。

气"两大类，这说明"新感"之说行，"伏气"之说仍沿用不废。

然历来医家，对"伏气"提出质疑者亦颇有多人，吴又可、杨栗山、钱璜、陈平伯、刘松峰，即持此论最力者。作者对此作了较客观之分析，认为前人所谓"新感"与"伏气"，实属两种证候分类之方法，问题不在于邪气是因为"新感"或"伏气"，而在于表里证候之有无，倘能摒除"寒邪内伏"之说，而辨析其证候，则此种论争，当可迎刃而解。虽然作者，对又可、栗山敢于对前人之论，提出质疑之革新之精神，至为首肯，认为，为学当有此种精神，只是临证之时，尚须从实际出发，承认其在辨证上之指导意义，方为善学耳。

作者早岁就学于绍兴裘氏吉生先生之门，传裘氏之学，临证治病，温病凡十之七八，迨执教于浙江中医学院（现浙江中医药大学），讲授温病凡三十年，诚如其自序中所言，探究温病，恒兀兀以穷年，非生性偏爱，实听命于社会也。

匋早年亦尝究心感证之治疗，吾徽与浙地比邻，前辈于学术上相互影响，而张景岳之博洽，王孟英之精警，则为向所服膺者。今读《温病刍议》，喜其研究深入，不作浮光掠影之谈，故不揣谫陋，乐而为之序。

为休宁县松萝茶研究题词 ①

少时读《医学心悟》于松萝茶一药之印象殊深。松萝茶有降压、消食、提神明目以及治痢等多种功能，非仅以香味醇厚可口见长也。休宁县为开发山区名产资源，于一九八四年与安徽农学院茶叶系合作，对此项地方特产进行科学研究，鉴定之日，获得安徽省科学技术成果奖，其总结前辈经验，融会新知，进一步肯定本品之多种价值，是极有意义的。

值兹松萝茶科研资料编印成书之日，书此以贺忱，并祝吾乡山区资源的开发以及松萝茶之科学研究，更上一层楼。

---

① 本文内容为王乐匋教授为休宁县松萝茶研究题词。
　松萝茶：属绿茶类，创于明初，产于休宁县休歙边界黄山余脉的松萝山。明·袁宏道曰："近日徽有送松萝茶者，味在龙井之上，天池之下。"明·谢肇浙云："今茶之上者，松萝也，虎丘也，罗芥也，龙井也，阳美也，天池也。"清·吴嘉纪《松萝茶歌》言："松萝山中嫩叶荫，卷绿焙鲜处处同。"清·新安医家程国彭《医学心悟》载其入药，"治痢散"，专治痢疾初起之时，不论赤白皆效。葛根，苦参（酒炒），陈皮，陈松萝茶（各一斤），赤芍（酒炒），麦芽（炒），山楂（炒），各十二两，上为细末。每服四钱，水煎，连药末服下，小儿减半。忌荤腥、面食、煎炒、闭气、发气诸物。本方加川连四两，尤效。

谈蒙城历史与中医 ①

　　地处泗水之滨的蒙城县，是一个有着悠久历史的名城。这里是足智多谋的檀道济多年征战的地方，也是后来捻军②兴起时，以武大僧、马和尚等号称"四大天王"活动的所在，在捻军后期，著名将领任柱，曾受封为太平天国鲁王，率十余万人奋战多年，以致连李鸿章亦称之为"人中怪杰""项羽之俦"，在历史上立下了赫赫战功。

　　在另一方面，蒙城又是一个文士辈出的地方，三国时谯郡嵇康，人称"文辞壮丽，好言老庄，而尚奇任侠"，嵇康实即蒙城人。即他以前的大哲学家庄周，对他的产生故里，虽众说纷纭，但说他是蒙城人，也不为无据。北宋·苏舜钦，字子美，曾知蒙城县，他便给在蒙城的庄周故里题为"清燕堂"。王安石有诗云：

> "清燕新碑得自蒙，行吟如到此堂中。
>
> 　吏无田甲当时气，民有庄周后世风。
>
> 　庭下早知闲木索，坐间遥想御丝桐。
>
> 　飘然一往何时得，俛仰尘沙欲作翁。"

---

① 本文为王乐匋教授为《蒙城县中医论文选编》所作序言。
② 捻军（1853～1868）是一个活跃在长江以北，皖、苏、鲁、豫四省部分地区的反清农民武装势力，与太平天国同时期。

苏轼也为蒙城县撰《庄子祠记》①，记云：庄子"蒙人""得千余岁而蒙未有祠之者""县令秘书丞王竞作祠，求为文以记。"

蒙城境内有多处胜景，号称"山桑八景"，山桑便是蒙城曾用名，这几位文豪列举事实，加以证实，是有所依据的。

在医学的历史上，蒙城也出了不少值得称道的医家。明·戴文恦，字芝所，号呰窳子，好读书，精医术，著有《伤寒权法全书》三卷。崇祯庚辰，兵科替练王之晋，奉命江淮，中寒疾，到寿州病作，更医无效，偶得文恦的《伤寒权》一书，抄法治之，一服而愈。王于是以数金购其书，载至京师，时值大疫，依方治之，全活甚众，因作《呰窳子传》，蒙县令傅振铎服其方亦效，于是为此书写了序文，给予高度评价，可以想见这位医家一生治好了不少病，总结出来的经验，得以流传永远。

又如，清·戴毕光，字丽亭，由监生授州同知，博通诗书，好岐黄术，因通医道，济世活人无算，凡有疾病，所求即往。故邑人多赖以生，著有《本草述要》四卷，《十二经补泻温凉药》一卷，《六十四门药性分类》一卷，都是非常有价值的著作。

又有，清·段克忠，字心传，少丧父，业儒，因母多病，只得弃儒就医，著有《传世宝囊》二卷，后人用其方，效验如神。

所有这些医家，都在历史上留下了光辉的一页，受到了人们的崇敬。

读《蒙城县中医论文选编》，余觉得本书不仅选辑精当，而且各有发挥，例如《温肾降浊法治疗尿毒病》《祖国医学对防治气管炎病的理论探讨》《中风再次复发因素》《中西医结合指导基础临床用药的体会》《中医药为主治疗慢性肾炎的体会》《自拟龙骨露蜂房山豆根对癌肿治疗的体会》《活血化瘀在妇科常见病中的应用体会》等，各能以其治疗经验，笔之于书，作出较全面的总结。而《小儿口疮治验》《炮制"遵古""依法"及其他小议》《91

---

① 见《苏东坡全集》。

例阴部瘙痒治验》《小议"愆"与"衍"》《玄胡索醋炒新法》《全蝎掺杂物的鉴别》《镇咳汤治疗百日咳的临床体会》《谈谈我区白芍的生产分布和价值》《肛门脓肿治验一则》《关于一例肝癌脑部转移合并老年性痴呆症的治疗》等文章，亦能从一个侧面，阐述一己之治验，或读书临证之注意点，或对药物使用及其考辨，提出了自己的看法，给人们以启迪。总之，蒙城中医的研究成果，是不容低估的。

人们常谓中医"后继乏人""后继乏术"，并为此而担忧，这可以理解。但另一方面，我们也应看到，新培养出来的一批后备力量，他们往往敢于超越前人，想前人之未敢想，他们思路开阔，基本功扎实，只要善于引导，其前途真是无可估量的。是为序。

继承前人，超越前人

——颂《福建中医药》创刊三十周年

福建是清代医家陈修圆先生的故乡。陈修圆先生著述宏富。其《南雅堂医书十六种》即影响深远，不少内容，深入而浅出，至今我乡有举。除精研新安医家之学而外，能将陈氏著熟读成诵者殊不少。学术贵积智，往往重深刻而轻惕易。其实如没有在内容上的深入研究，要写出通俗易懂之作决不可能。唐代诗人白居易，其作品明白晓畅，至今传诵人口。但在明代评论家胡震亨的《唐音癸籖》中，说到宋代张文潜曾见过白乐天诗作手搞，涂改甚多，其"真迹点窜，多与初作不侔。"便可为这方面的绝好说明。故写作通俗之作，如以色泡充虚

15×40=300　　　　　110462.723　　　　第　　　页

　　福建是清代医家陈修园先生的故乡。陈修园先生著述宏富，其《南雅堂医书十六种》即影响深远，不少内容，深入而浅出，至今我乡前辈，除精研新安医家之学而外，能将陈氏书熟读成诵者就不少。学术界积习，往往重深刻而轻坦易，其实，如没有在内容上的深入研究，要写出通俗易懂之作绝不可能。唐代诗人白居易，其作品明白晓畅，至今传诵人口，但在明代评论家胡震亨的《唐音癸签》中，说到宋代张文潜曾见过白居易诗作手稿，涂改甚多，其"真迹点窜，多与初作不侔"，便可为这方面的绝好说明。故写好通俗之作，必须包含充实的内容，而写作态度又是极其严谨的。而这样，给人留下的印象才深刻。可以随便举一个例子：

　　"隐君遗下滚痰方，礞石黄芩及大黄，少佐沉香为引导，顽痰怪症力能医。"这是《南雅堂医书十六种·时方歌括》里关于礞石滚痰丸的内容，四句歌便将方的来源、组成及其临床运用等说清楚，给读者留下的印象多么深刻。

　　有的医家也用歌括体裁来叙述方药，但拙于文笔，内容只是药物组成的机械叙述，句法少变化，老是利用药名做韵脚，这样，就使初学者把这首歌唱到另一首上去，造成舛错，自然也就留不下印象了。

　　《福建中医药》创刊三十年来，继承传统，注意文笔的流畅，深入而浅出，可贵的是，有着乡土气息，除吸收兄弟省的经验，特别注意介绍福建医家的经验，办出了地方特色。

　　福建又是沿海地区，对于融会新知，极为敏感，我们常读到不少好文，能够自出新意，广开思路，对于发展中医学，给人启发不少。

　　前人留下丰富的遗产，使后人学习研究，得天独厚，但另一方面，对后人也是一种压力，而前人成就越大，这种压力也就越大，因为你要赶上前人，超越前人，就得要求有更高的起点，花加倍的力气，不然，只能是重复前人的老路。在这方面，福建中医药做出了卓越的成绩。《福建中医药》拥有更多的读者，而内容之丰富，见解之新颖，都为陈修园先生所难以想象，余想，这位老先生泉下有知，当也感到十分欣慰的吧！

值兹《福建中医药》创刊三十周年之际，谨以此文，以表贺忱，并祝《福建中医药》在新的形势下，更上一层楼。

评介《中医四大经典著作题解》①

江西中医学院（现江西中医药大学）八位讲师编写的《中医四大经典著作题解》一书，是目前此类书中较好的一种。本人觉得该书至少有如下特点：

第一，不穿凿，尽可能把一些问题解答得合乎情理。例如《素问·刺禁论》"肝生于左，肺藏于右"，有人据此而从形态解剖学上来理解，认为"肝在左，肺在右"，这显然是曲解了《内经》的原意。因为，在《内经》的其他篇章里，对肺在人身的部位是说得很清楚的，如《素问·痿论》云："肺者，脏之长也，为心之盖也。"意即肺在五脏六腑中位置最高，覆盖于心之上，这与现代解剖学上观察所见，也完全是相同的，而所谓"肝生于左，肺藏于右"，则是以气机升降的观点，给二者以概括，肝主生发，肺司肃降，左升右降，所以有了上面的提法。后世医家在《内经》的启示下，对这一问题作了进一步地阐发，如清·叶天士云："肝从左而升，肺从右而降，升降得宜，则气机舒展。"这样就使"左肝右肺"的认识，成为脏腑气机升降理论的重要组成部分。古人以五行配五脏，"圣人南面而立……左东而右西"，肝居东方，主生发之气，肺居西方，主收杀之气，故左升而右降。根据五行之理，以阐明气机之升降，前人的这类理论，我

---

① 本文原刊载《江西中医药》杂志1984年06期44页。

们也不要去回避，且从近人施今墨对青皮、陈皮的运用，也说明其有一定的指导临床意义。

第二，有的问题提得很有启发性。比如说："有一分恶寒，即有一分表证。"几乎熟在人口，事实上是不是完全如此呢？并不尽然，作者就六经病来分析，三阳三阴均可有恶寒，即以三阳而论，亦仅太阳一经的恶寒可以说它具有表证。至于阳明证，那就不然，或者是"始虽恶寒，二日自止"（189），或者是"时时恶风"（173），"背微恶寒"（174），甚则"厥"（350）等，则属于寒邪热化入里，阳热内郁，不能通达于外之象，至于少阳的恶寒与发热交作，证属半表半里，与表证自然无涉。这样，便启发人们临床辨证，要有全面分析，恶寒可以作为表证的一特征，但单凭恶寒不行。

第三，密切联系临床实际。例如，对于斑与疹的形态辨别，作者谓：斑，形成大片，平摊于皮肤，视之斑斑如锦纹，摸之不碍手，压之不褪色，消退后不脱屑，属皮下紫癜（出血）。疹，豆小成粒，形如粟米，高出皮肤，视之有形，摸之碍手，压之褪色，消退后脱屑，属皮下丘疹（充血）。另外，作者接着指出，前人也有将斑小如粟称之为疹者，如余师愚《疫病篇》所说："大者为斑，小者为疹。"其"疹"则是指斑之小者而言。这样写便合乎临床实际，我们理解了这些，那么陆子贤说"斑为阳明热毒，疹为太阳风热。"叶天士所谓"斑属血者恒多，疹属气者不少。"所指都是前者，而余师愚用清瘟败毒饮加减所治之"疫疹"，则显然属于后者。

注意与临床实际相联系，在本书的《伤寒论》《金匮要略》《温病条辨》部分随处均是，即解释《内经》中有关原文，亦同样如此。如，对《素问·咳论》"五脏六腑，皆令人咳，非独肺也"一节，作者便说，这是指出咳与五脏六腑的关系，当其他脏腑有病而影响到肺时，也可以发生咳嗽。如，脾虚水肿，湿痰上渍于肺；肝火上冲，气逆犯肺；肾虚水泛，水寒射肺等；都可以是使肺致咳的原因。这些都为原文所未言，而作者在此联系临床而加以发挥了。

　　近代张山雷先生曾说一段话，大意是：从古医书，至为繁杂，学者非但无法遍读，纵有嗜读古书者，亦苦其议论纷纭，莫衷一是。因此，一些简明精切，合乎实用之书，特别受到欢迎。《中医四大经典著作题解》一书，属此类。听说此书初版之后，各地读者来信要求再版者特别多。余的意见是，如果时间许可，还可以再充实一些内容，使之更饱满一些。

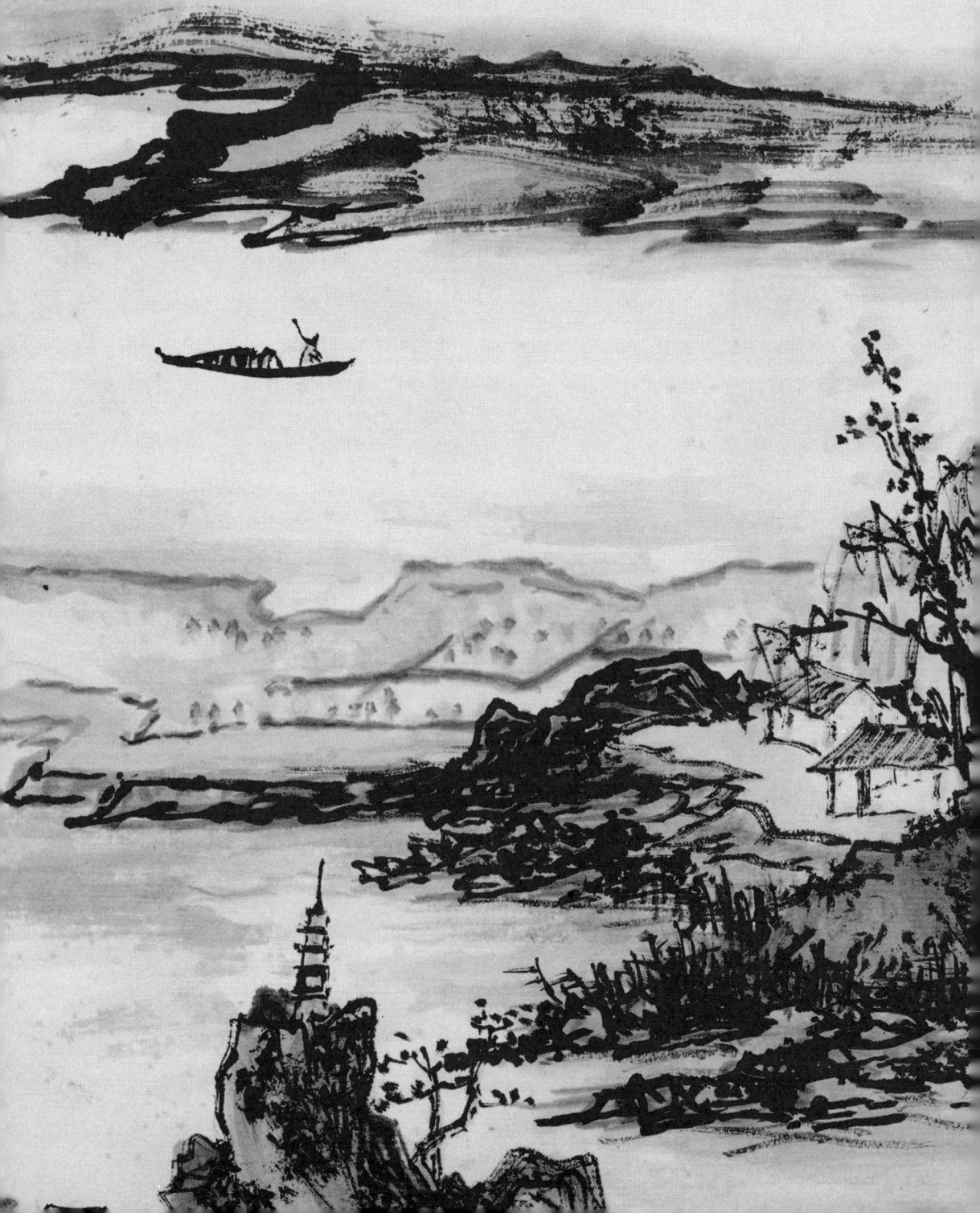

治学门径

老—旬—读—医—随—笔—

为医者最好学点目录学

从事任何专业的人，要想取得一定成就，那就得在正确方法指导下，在学习上狠下一番工夫。在这里，下工夫、而且持之以恒，是至要的。谁怕下工夫，谁就不可攀登科学的高峰。但另一方面，如果没有正确的方法指导，盲目地去用功，工夫虽下了，也只能是事倍而功半。更有甚者，例如像郑板桥所讥讽的那样：

"读书数万卷，胸中无适主；便如暴富儿，颇为用钱苦。"

这些学士人，是曾经在学习上走过这样的弯路的。那么，郑板桥是否就反对人们去读书呢？我看不见得。他自己其诗、其词、其书画成就载四卷了这一问题。他只是认为读书贵在逃其精要，不要乱读一气而已。他在《潍县署中从事任何专业的人，要想取得一定成就，那就得在正确的方法指导下，在学习上狠下一番功夫。这里，下功夫而且持之以恒，是主要的。谁怕下功夫，谁就不可能攀登科学的高峰。但另一方面，如果没有正确的方法指导，盲目地去用功，功夫是下了，也只能是事倍功半。更有甚者，则如清·郑板桥讥讽的那样："读书数万卷，胸中无适主，便如暴富儿，颇为用钱苦。"①

过去有些士人，是曾经在学习上走过这样的弯路的。那么，郑板桥是否就反对人们去读书呢？余看不见得，其诗、其词、其书画成就，就回答了这一问题。他只是认为，读书务在选其精要，不要乱读一气而已。他在《潍县县署中寄舍弟墨第一书》中便有这样一段话：

"即如《史记》百三十篇中，以《项羽本纪》为最，而《项羽本纪》中，又以"钜鹿之战""鸿门之宴""垓下之会"为最，反复诵观，可欣可泣，在此数段耳。若一部《史记》，篇篇都读，字字都记，岂非没分晓的钝汉！"

可知，他不是反对读书，只是教人不要做"没分晓的钝汉"，不要乱读一气就是了。

类似的看法，尚有我们医界的吴鞠通，他认为："医家之书不少，而有紧要之分。"他推崇前辈医家叶天士，认为叶氏论医，虽片言只语，散见于医案杂论，但"博而能精"，或者说"精者多而粗者少"。他曾把叶氏书与《灵》《素》《难经》并列，认为都属于入门的"紧要"之书。

吴氏这些看法是否尽对，当然可以讨论。但我们应知道，他是得到一机会去京师参加检校当时"钦定"的《四库全书》之后，才提出这一问题的。不然，他怎样知道哪些书是"紧要"的？

这就为我们提出一个问题，在众多的书籍中，或者说浩如烟海的古代文献中，应该读哪些书？什么书宜先读？什么书宜后读？什么书应当精读？什

---

① 语出清·郑板桥《赠国子学正侯嘉璠弟》。

么书仅作一般浏览即可？为了解决这一问题，就必须有个"向导"。而目录学，便是读书的向导。有人把目录学比作"金钥匙""导航图"，便是这一意思。

清代目录学家王鸣盛在《十七史商榷》中提出："目录之学，学中第一要事，必从此向涂（途），方得其门而入。"又说："凡读书最切要者，目录之学。目录明，方可读书；不明，终是乱读。"这话说得似乎有些夸张，但作为科学研究，在众多的资料中，要有所抉择，学点目录学知识，完全必要。

再说，科学研究的特点，是它的连续性和继承性。一门学术的建立，往往要通过几辈人的努力，才得以逐步形成。了解了目录学，你才知道前人在这方面已作过哪些努力。那么，你辛辛苦苦搞出来的东西，才不致是重复前人的劳动，而是在占有前人资料的基础上，不断创造的结果。而这，才是更有意义的。

关于随师临证

关于随师临证

现在医学院校的培养，语言讲授的外，临床实习是重要的一环。说它重要，是因为这一关如不把牢，医学还是没有掌握，书本知识，还不知道运用于实际。这一关把牢了，学生通过实践锻炼，不懂融会所学的知识，回过头再去看书已读过的书，又可以有不少新的体会。

在有条件的实习医院里，名师俱备，对于医生又各有自己的长处，一般在安排上采用了轮转的方法，使每一个学生都能亲到各位老师之所长，各取所长，这于学生是很好的。

找师以没有这样条件，只能跟一个老师，老师虽有所长，毕竟为限，任它也有想不到之处。就是比我专一些的内科书，也一书一气的专义。近代名医伤寒先生主《经刻章什民现在医学院校培养学生，课堂讲授而外，临床实习是重要的一环。说它重要，是因为这一关，如不把好，医学还是没有掌握，书本知识，还不知道用于实际。这一关把好了，学生通过实践锻炼，不仅融会所学的知识，回过头再去看看已读过的书，又可能有不少新的体会。

在有条件的实习医院里，各科俱备，各个医生又各有自己的长处，一般在安排上是采用打轮转的方法，使每一个学生都能学到老师之所长，集众人之长，这个愿望是很好的。

余那时没有这样条件，只能跟一个老师，老师虽有所长，毕竟局限。但它也有可取之处，就是比较专一。而入门初学，专一有一定的意义。

近代名医程门雪先生在《未刻本叶氏医案》的校读记里有这样一段话，大意是：从前医家，师徒相承，别无秘法，读书之外，每日临证抄方，数年之后，自然得其薪传。又认为：非专一不可，凡一年换数人者，决不及数年随一人者成功之佳，此无他，驳杂不专耳。至于像叶天士学更十七师，此成功以后之事，心有主宰，自然能择其精华而去其渣滓了。

所以，跟定一个老师，学的可以比较牢固，而那种打轮转的方式，如形成走过场，浮光掠影，就可能学得不扎实。你说是集众家之长，可能什么都没有学到。有人认为，中医学院毕业生，有不少专业思想不巩固，原因种种，余看实习没有安排好是其中之一。在安排实习中，要考虑到专一的问题。

余在这里想着重谈一谈抄方。余当过中医学徒，调中医学院任教之后又带过实习，余体会到实习抄方是一基本功，抄一遍，留下的印象就更深刻，而保存下来的医案，又便于反复玩索，切不要过分相信自己的脑子，以为望那么一眼便全都知道了，不尽然的。有的似乎雷同之方，只二三味药的变换，为什么？你不经过多次玩索，可能就忽略过去。有的老师善于讲解，循循善诱；也有的富有经验，而不善于表达；还有的是不容易表达出来，只能会意，我们搞教学的都有这样的体会。

现在的中医讲义编得比较系统，内容也比较全面，再加之，中医书籍浩如烟海，这是我们的宝贵遗产。但保存在各个医生手里的经验，也是一份遗产，不仅丰富，而且就其运用化裁，又足以给我们启发，为什么不去认真继承下来呢？所以，余认为临证不要忽视抄方这一环。方抄得很少，便要求老师放手，这样常使基础不牢固。

要勤于动笔
——为中年攻医者进一言

前人谈学习方法，有眼到、口到、心到①——即"三到"的说法，后来又有人增加了手到，使成为"四到"。余将其归纳了一下，实则是勤于动笔与熟读两大内容。因勤于动笔与熟读都离不开思考，眼到、口到便在其中了。本节只说勤于动笔。

余虽然少时便习医，后来便是为糊口计而开业。在抗日战争时期，皖南的屯溪成为一大后方，集中了不少人才。一次余去那边，碰到了少时常向问学的汪松涛先生，那时他兼一个中学及大学选修班的课。汪先生听到余小有一点虚名，便劝余要利用业余时间多读书。他说自己像余这样的年纪时还在学校里。余自愧以医学问世，实在是太早，然实不得不然，余没有坐下来读书的条件啊！所以，余能够安下心来读点书，还是新中国成立以后，特别是调来中医学院任教之后，尽管干扰也不少。余现在回过头来看，觉学习最好是早用功，如步入中年，那只能是花加倍的工夫去"补读"了。

勤于动笔，即"手到"，虽说是后人补入，其实古人很早就在运用，韩退之"记事者必提其要，纂言者必钩其玄"②便是例子。动笔的方法多种多样，视内容运用各种括线、符号、眉批、注释以及写读书笔记，还有抄书等

---

① 南宋·朱熹《训学斋规》"余尝谓：读书有三到，谓心到、眼到、口到……"
② 语出唐·韩愈《进学解》。

均属之。

前人限于条件，有些不易得之书只能靠手抄，现在我们还能看到前人留下的手抄本。相传《三国演义》上的诸葛亮舌战群儒，其对手之一的阚泽便是给人抄书的，抄书也能长学问，阚泽居然也被推为与诸葛先生对垒了。

余年轻学医时，从《内经》《医宗金鉴》入手。《内经》是用了吴昆注释的木刻版本，字还清楚。《医宗金鉴》中的《伤寒》《金匮》以及《名医方论》等部分，因为是一种石印的劣本（前辈常说，藏书与一般阅读不尽相同，藏书必选好的版本，一般阅读就不作那样要求，这大概是教育我们要爱惜书籍吧！），字迹较小，而我们阅读常利用清晨，所以都是用毛笔手抄，经过手抄一遍，再加之熟读，留下的印象自然更深一些。

有人说，什么是学问？学问就是资料的积累。这话未免片面，却也有一定道理。余1960年调来中医学院任教，读书由专一而扩大了范围，相对走向博览，博览才能多所比较，从而对过去读的书又有了新的认识，博览就得去芜存精，所以博览的过程也就是积累资料的过程。

摘记，是余用以积累资料常用的方法，1966年以前用卡片，后来还是改用笔记本。这，余也请教过人，即在知名的学者中，也并不是都用卡片的，有的就是用笔记本。可见，所谓"卡片一万张"的说法，无非是指积累资料书籍之富而言。

积累资料，也是一点一滴，逐步积累而成的。除有计划读些书，写成摘记外，还可以随身带一个本本，遇有可以选取的资料，笔记下来，有时片言只语，也不放弃。过去邓拓同志有一篇杂文，也是谈读书的，说在这方面应向农民学习，农民出门，带一个粪筐，遇有肥料则捡起来，这样积少成多，比临时要用再带了粪筐去找，方便得多。

余就常在这方面吃亏，有时看到一点资料，觉得颇为可取，但没有及时笔记下来，到日后偶然想起，要想引用一下，就得花力气去找，有时甚至花了九牛二虎之力，也无法把原资料找到。故邓拓同志的那种说法，倒确是经验之谈。

所以，勤于动笔，随时随地注意资料的积累，对于我们从事医学研究，非常必要。

以上，只是就余这点小范围来谈一点点感受，对于"做学问"三字，余自知远远谈不上。

"得鱼忘筌"与"书读千遍"

"得鱼忘筌"语出《庄子》，原文是："筌者所以在鱼，得鱼而忘筌。"筌是捕一种取鱼之具。筌一作荃，荃是一种香草，可以作为引鱼的饵。但现在一般解释多取前者。

这句话常被人们用来指出：读书学习主要在掌握书中精神实质，使书本上学到的知识为己所用。而不在于死记书上一字一句。这在一般情况下应该说是正确对的。

史传东汉诸葛亮与石广元、孟公威、徐州平等友善。他们都属于以庞德公为首的当时一批知识分子。品陷居不仕，却关心看天下大势，有一定的政治抱负，只是待有一适当的时机去而问世就是了。

数人中，诸葛亮尤属优秀，他们平日也讲

"得鱼忘筌"语出《庄子》，原文是："筌者所以在鱼，得鱼而忘筌。"①
筌是指一种取鱼之具。筌，一作荃，荃是一种香料，可以作为引鱼的钓饵。
但现在一般解释多取前者。

这句话常被人们用来指学习。意即学习主要在掌握其精神实质，使书本
上学到的知识为己所用，而不在死记其一字一句。这在一般情况下，应说是
很对的。

史传后汉诸葛亮与石广元、孟公威、崔州平等友善。他们都属于以庞德
公为首的当时一批知识分子，虽隐居不仕，却关心着天下大势，有一定的政
治抱负，只是待有一适当的时机，出而问世就是了。

数人中，诸葛亮最为优秀，他们平日也讲治学，方法似有不同。"三子
务求精熟"，而"亮独观其大略"。余想诸葛亮这种"观其大略"的方法，
也许就是不在一字一句上推求，而在掌握其精神实质，得鱼而忘筌的意思
吧？试想，不分析，不研究，不善于在无字处推求，徒事熟读，有什么用？
至少也是方法上的下策吧！

那么，是不是完全没有必要去熟读它呢？当然不是。余个人看法，对于
一些属于基本功训练的内容，非熟读不足以掌握的内容，在条件许可下，要
强调反复读它好多遍。因为有些内容，你看起来似乎是懂，其实没有真的弄
懂，熟读却有助于对内容的理解。所谓"书读千遍，其义自见"，这也是前
人的一条经验。即如，前面提到的诸葛亮，虽云"观其大略"，恐未必对所
有的书都如此。他平日好为《梁甫吟》②，余想他涵咏既久，必然成诵，并不
是一概排斥熟读的。

---

① 语出《庄子·外物》篇。
② 《梁甫吟》：为乐府古辞，属《相和歌·楚调曲》。一作《泰山梁甫吟》。"甫"亦作"父"。
宋·郭茂倩《乐府诗集》解题云："按梁甫，山名，在泰山下。《梁甫吟》盖言人死葬此
山，亦葬歌也。"从内容看，却是一首咏史诗，所咏为齐景公用国相晏婴之谋，以二桃杀
三士的故事。文章质朴简洁，文雅而不艰涩，明白而不浅俗。

　　为初学医学者，提供参考，熟读内容，不在贪多务得，而在精警，医论百余篇，名著三数种。如有可能，最好手抄，宁可进度慢些，务求烂熟，这样子便可以打下一定的基础。再加之，平日有一个"好读书"的习惯，不断地广见博闻，习之既久，多少会对自己的专业有所心得与体会的。

读《阅微草堂笔记·唐打猎》一篇的联想

读《阅微草堂笔记·唐打猎》一篇，觉得对我们做中医者同样有启发。原文不太长，而且作者纪晓岚先生文笔确为隽美，抄于下。

"族兄中涵知旌德县时，近城有虎，暴伤猎户数人，不能捕。邑人请曰：'非聘徽州唐打猎不能除此患也。'（休宁戴东原曰：明代有唐某，甫新婚而戕于虎，其妇后生一子，誓之曰：尔不能杀虎，非我子也。后世子孙如不能杀虎，亦皆非我子孙。故唐氏世世能捕虎。）乃遣吏持帖往。

归报唐氏选艺至精者二人，行且至。至则一老翁，须发皓然，时咳嗽不健，一童子十六七耳。大失望。姑命具食，老翁略中涵意读《阅微草堂笔记·唐打猎》一篇，觉得对我们习医者同样有启发，原文不是太长，而且作者纪晓岚先生文笔确是精美，抄于下：

"族兄中涵知旌德县时，近城有虎，暴伤猎户数人，不能捕。邑人请曰：非聘徽州唐打猎不能除此患也。（休宁戴东原曰：明代有唐某，甫新婚而戕于虎。其妇后生一子，祝之曰：尔不能杀虎，非我子也；后世子孙如不能杀虎，亦皆非我子孙。故唐氏世世能捕虎。）乃遣吏持币往。

归报唐氏选艺至精者二人，行且至。至，则一老翁，须发皓然，时咯咯作嗽；一童子，十六七耳。大失望。姑令具食。老翁察中涵意不满，半跪启曰：闻此虎距城不五里，先往捕之，赐食未晚也。遂命役导往。

役至谷口，不敢行，老翁哂曰：我在，尔尚畏耶？入谷将半，老翁顾童子曰：此畜似尚睡，汝呼之醒。童子作虎啸声，果自林中出，径搏老翁。老翁手一短斧，纵八九寸，横半之，奋然屹立。虎扑至，侧首让之。虎自顶上跃过，已血流仆地。视之，自颔下至尾闾，皆触斧裂矣。乃厚赠遣之。

老翁自言练臂十年，练目十年。其目以毛帚扫之不瞬；其臂使壮夫攀之悬身下缒不能动。

庄子曰：习伏众，神巧者不过习者之门。信夫!尝见史舍人嗣彪，暗中捉笔书条幅，与秉烛无异；又闻静海励文恪公，剪方寸纸一百片，书一字其上，片片向日叠映，无一笔丝毫出入，均习之而已矣，非别有谬巧也。"

纪氏当时写这部笔记是"聊以遣日"，却往往借题发挥发一通议论。本篇最后引庄子的一段话便是例子。凡为技艺，你要想精通，别无他法，惟有深入进去，勤学苦练，自然有成。

但问题是，三百六十行，有几个真的称得起状元？多数是为糊口之计而已。

要想在某一专行精通，糊口而外，还得对其专业产生感情，迷恋于这一专业。仅仅一般的爱好似乎还远远不够，而必须笃好，达到着迷的程度。

在这里，蒲松龄《聊斋志异》中有段话可为补充，他说："性痴，则其志凝。故书痴者，文必工；艺痴者，技必良。世世落拓而无成者，皆自谓不痴者也。"这段话恰是《荀子》"锲而不舍"的绝好写照，达到这样程度，自然如那位老者所说"其目以毛帚扫之而不瞬"了。

常看到有的同志，记忆力、理解力都是比较好的，但就是学习上深入不下去。或则虽然想学，但朝秦暮楚，而终无所得；或则希望走一条捷径，一个早上便将其掌握。学习当然要讲方法，但方法常是从熟习中来，要舍得去花力气，力气舍不得去花，哪来的巧呢？结果只能是徘徊在门外——这便是《聊斋志异》所说的"自谓不痴者也"，其结果当然是"落拓而无成"的。

就余个人体会，要做到用志不分，首先是专一，专则精进，前人说"滴水穿石"，余看就有专一的意思。浙江名医邵兰荪，当时治效很高，有人问他治学方法，他举了常读的《临证指南医案》《医学心悟》等三数种，从几部书入手，进行知识的解剖，然后逐步扩大，浏览其他医籍，多比较，才能精通本学科的知识。

老子说："少则得，多则惑。"入门初学，最好不要一下子贪多，而要专一。至于博览通会，只能是逐步来，入门以后的事情。

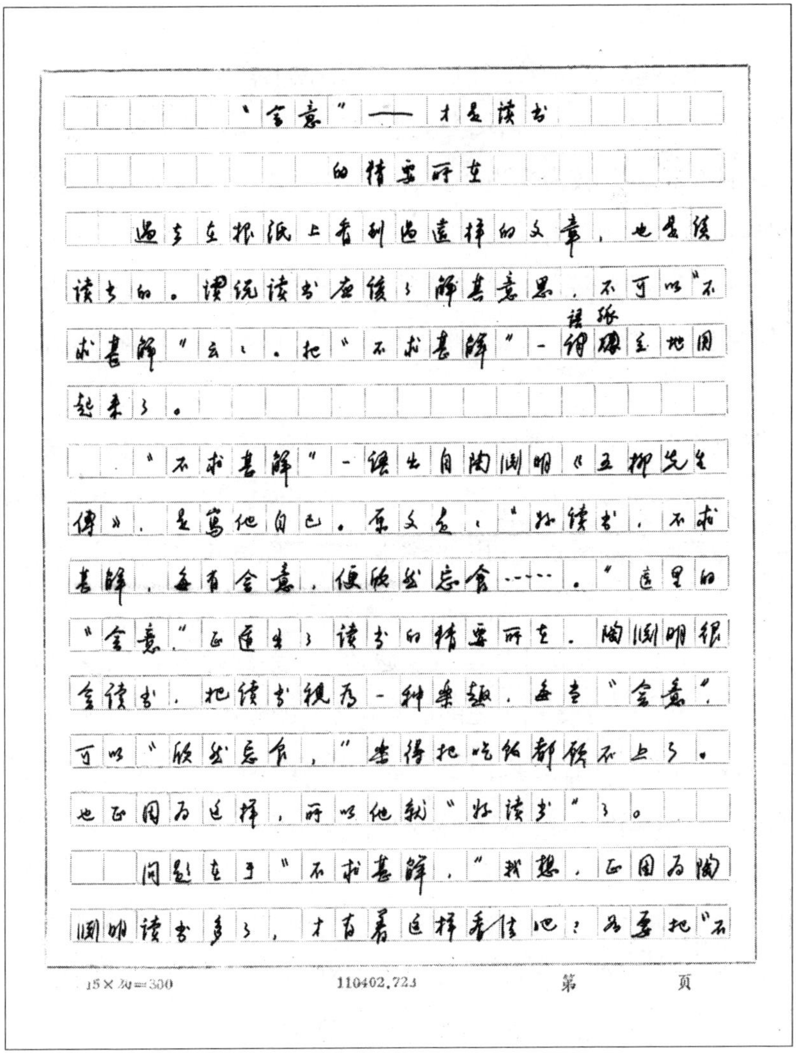

"会意"

——才是读书的精要所在

过去在报纸上看到过这样的文章，也是谈读书的。说读书应该了解其意思，不可以"不求甚解"云云。把"不求甚解"一语孤立地用起来了。

"不求甚解"一语出自陶渊明《五柳先生传》，是写他自己。原文是："好读书，不求甚解，每有会意，便欣然忘食……"这里的"会意"正道出了读书的精要所在。陶渊明很会读书，把读书视为一种乐趣，每当"会意"，可以"欣然忘食"，乐得吃饭都顾不上了。也正因为乐在其中，所以他就"好读书"了。

问题在于"不求甚解"，余想，正因为陶渊明读书多了，才有这样的看法吧！如要把"不求甚解"译成语体，与其说它就是"不了解书中意思"，倒不如译为"不钻牛角尖"较为妥当些。而"钻牛角尖"是为读书之大忌，花了不少时间与精力，反倒使自己越发糊涂起来。

宋·陆九渊也有类似的经验，例如《陆象山语录》有云："如今且平平读，未晓处且放过，不必太滞。"余想他所说的"不必太滞"似与"不求甚解"同一意思。

读书诚然务求了解，但有些问题，牵涉较广，不可能一下子都弄清楚。学习有阶段性，只能是一步步来。有些问题，看似了解，其实并没有真的了解，过了些时，随着阅历的增长，知识的逐步丰富，你再回过头来去读它，可能又有新的看法了。

尝见有些高中毕业生，初进中医学院，遇到了一系列中医术语，有的很用功，但就是爱钻牛角尖，余便用上述的话去开导，倒颇收到一些效果。

我国老一辈史学家吕思勉先生尝谓："前人教初学读书，譬诸略地，务求其速，而戒攻坚。但定为应读的，略读则可，越过则不可，因为越过是不读，非略读耳。"

余想，学过几年中医的人，回顾一下过去，会觉得陶渊明、陆九渊等所说的确实是经验之谈。当然，有办法了解的，还是求其了解，也就是前面谈到的"会意"。

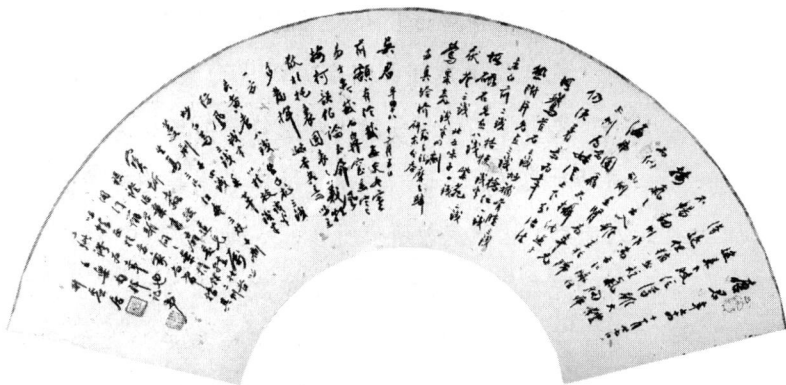

王乐匋教授小传

王乐匋（1921～1998），安徽歙县人，笔名老匋，别名默庐，大学文化，安徽中医学院教授。曾任中华全国中医内科学会理事，安徽省中医学会常务理事，安徽省中医内科学会副会长，新安医学研究会会长，安徽中医学院中医文献专业硕士研究生导师，全国首批名老中医学术经验继承工作导师，全国高等中医院校统编教材编委，古籍整理重点书目《新安医籍丛刊》主编等职。

学养深厚

先生出生于新安王氏医学世家，师承祖辈经验。早年行医乡里，善用仲景方屡获殊效，被誉为"王伤寒"。从当时临床实际出发，先生于《景岳全书·伤寒典》《通俗伤寒论》等医著中，悟得"回阳之中必佐阴药，滋阴之内必顾阳气"的深刻含义，创立了一系列邪正合治或寒温并用的方剂。

抗日战争期间，皖南屯溪成为大后方，集中了不少有识之士，先生常问学于任教大学选修班的汪松涛老先生，治医而外，同时对文字、训诂、目录、版本考据等均有涉猎。新中国成立后入南京中医学院教研班研修，后调入安徽中医学院任教。

先生为医治学，取径较宽，除对叶天士、薛生白、吴鞠通、王孟英以及柳宝诒诸医家作了更深入的研究外，对张景岳、徐洄溪、陆九芝、尤在泾等各家之说均奋力探究，其先人承歙县程氏医学，故先生受程文圃学术经验影响最深。

临床上，注重于一些既多见又难治的病症，强调整体观念和辨证论治，精于明证，重经络，追本穷源，扶正抑邪，以条达木郁为常法。药性专长，求辨证切合病情；医患相得，促正气以抗病邪。

从《王仲奇医案》中的治医风格，使我们看到先生临证立法处方，乃渊源有自，并能结合实际，形成了自己的风貌。

严谨治学

先生为学，主张一方面要博约，要"得鱼忘筌"，不可"刻舟求剑"；另一方面，又须打好根基，认为前人"书读千遍，其义自见"很有道理，不完全赞同当今中医院校"走马灯"式的见习与实习。因为在一个很短的时间里，换几个科室，易几位老师，不利于培养学生的专业思想和科学态度，更不能使学生熟练地掌握带教老师的那一套临床本领，也就谈不上把所学的书本知识与临床实际结合起来。凡一年数易其师，决不及数年跟随一位老师学习者成功。至于像叶天士更师十七，那是学成之后的事。先生少时习医，就是边读书，边侍诊，务在精纯。经年之后，自然得其薪传。如果初学便想一口气吞下各家之所长，想法虽好，恐怕难以办到。要真正学到一点知识，应能锲而不舍，务在精专。

当时先生读的是《医学心悟》《素问吴注》和《医宗金鉴》以及尤在泾的《贯珠集》《金匮心典》等数种医著。由于当时《医宗金鉴》是石刻的，版本差，字迹小，所以都得亲自用毛笔手抄一遍再读。先生常说："熟读原著不在贪多，宁可进度慢些，力求精熟。这样一下子便把基础打牢固。不然，学的只是'夹生饭'，则日后发觉吃亏在基本功不扎实，再来补课，就得花大力气。有的人甚至终身补不起来。"

1960年先生调至安徽中医学院任教后，用自己的话讲："我读书扩大了范围，走向博览。博览的过程，使我积累了不少资料。看书有得，随手记下。"现在所见到的，除先生的大量读书眉批、卡片、笔记摘抄外，早年在故里行医时，亲手用毛笔在毛边纸上抄录《丁济万医案》《陈良夫医案》《张聿青医案》等，装订成册。

《老匋读医随笔》《老匋书论》两部书稿，每一篇、每一页均为先生亲手抄正的。他老人家说，这样做使文章写成之后，在自我修改的过程中可以跳出来，用"第三者"苛刻的目光，客观地进行自我审阅，易于发现问题，避免一挥而就，"文不加点"。文章千古事，先生这种为学作风，实可谓"戒慎""敬业"。

先生治学，每遇外界干扰时，总是谨慎言行，沉下心来，和医学著作更贴近一些，甘于寂寞，沉潜书卷而又深藏若虚，他常说："不靠实学而靠活动和关系得来的'名'，是不能足垂久远的。"正如司马迁说的"当时则荣，没泽已焉"。先生为人谦和，学问平实，在同道中赢得了尊重。

自求真得

先生在中医学院执教三十余年，主讲温病，主张做学问应淹博贯通，不能专主一门，不搞孤立的研究。他还着力于张景岳、徐洄溪、陆九芝、尤在泾、张山雷、何廉臣诸家的学说，曾主讲过《中医基础理论》《伤寒论》《中医内科学》和《各家学说》等课程。他为医治学，取径较宽。除纵向继承外，还重视横向交流，融会贯通，由此及彼。自1978年以来，他先后带了伤寒温病专业、中医文献、新安医学等专业十多位硕士研究生，多次被中国科技大学、南京中医学院、陕西中医学院等单位聘任为博士、硕士研究生答辩委员会主任委员。先生之研究所涉，岂止一《温病学》呢！

先生深深感到，明清之际，新安医学跃居全国之前列，作为一种医学现象，与同时代的其他学科有不可分割的血肉关系。新安医家和医籍，虽限于"新安"一地，但同样是根植于中华沃土的医学奇葩。所以，二十世纪七十年代末，先生便与学术界同仁一起，率先在国内开拓了新安医学研究领域，组织成立新安医学研究会，并被公推为会长。他系统地研究汪机、孙一奎、方有执、程钟龄、程杏轩等诸医家及其学术思想，并从专著着手，先后整理点校了《医述》《圣济总录纂要》《外科正宗》《叶选医衡》《医效秘传》等专著,并与余瀛鳌、吴锦洪、李济仁诸教授共同主持编纂《新安医籍丛刊》。他竭尽全力,加强协作,搜求阅习,选好版本,认真进行点校整理。比较起来,专著研究不太受人注意,其实这是深层次学术研究所必需的一着,也是对研究者功力的一种考验。由先生任总校订的《医述》刊行后,就受到中医学术界的肯定。

认识到新安医籍价值的,虽然不乏其人,但真正厕身期间,刻苦钻研而取得成果的,只有少数学者。因为研索前人的医著,一在能体会,二在能超脱。先生正是这样,以深厚的理论修养和学识积累,长期涵茹于医籍精华的旨趣中,究源溯流,自有所悟。出于《医述》著者程杏轩"于先正群书未能尽睹,一斑之窥……当望后之君子,补其阙略云尔"余绪,先生主编了《续医述》,并已付梓刊行。在编纂《续医述》时,先生"竭泽而渔",也就是对资料的搜集要求"齐",不仅要有杏轩以后的新资料,程氏以前《医述》未收而医者文献中确属精要者,亦予以补充。在处理资料时,博采众旨,无门户之见,在剪裁、提炼上下功夫,即运用资料要求"精"。以问题和疾病为经,以经义、哲言、总论、论治、脉候及选案为纬,相互交织。一部《续医述》,经先生寻根究底,详核群书,博观约取,归纳谋篇,浩繁的材料没有淹没自己的观点,让零散的数百家医学资料及历代不同学派的观点,有系统、有条理地展现出来,缩龙成寸,达到医学内容的升华,真乃神似《医述》。

编写《新安医籍考》时,先生要求写出特色来。首先梳理好目录,凡新安医籍力图"一网打尽"。内容除原书序、跋、凡例而外,要从图书分类学、版本学、历代考证、个人评介诸方面弄清楚，要写出每书的内容提要、作者传略，功夫要用在"考"字上。先生还广泛深入地征求参编人员意见，从善若流，充分体现了先生谦虚的治学态度和学术民主精神。

先生为医，既"据经以洞悉病理"，更"由验病而悟澈经义"，两者结合，理论联系临床。他善于把医论（包括方论、药论）、医话、医案串起来研索，分析其精粗，评议其得失，能自机杼。主张论病要从临床实际出发而裨于实用，不可妄执经言，借以鸣高。如治燥症，首先辨其凉燥、温燥，其次判其正化、对化，再分别予以温润散寒或辛凉濡润之法。不可以吴鞠通治案中"燥为阴邪"一语障目，应从有无"燥"的见症为断。先生在治医过程中，接触患者多，诊疗经验丰富。他注意揣摩历代名家高手临床辨证的规律和技能，留心方药加减化裁与变通。临证时，每于大症、疑难症，他客观审度，由综及横，自表而里，反复推求，务期得实。正由于他学养厚重，不仅反映在辨证上，同时对古方、今方的认识和运用，亦极精切。不仅用药守常达变，时出心裁，而对药物用量，也是斟酌再三，计较分毫的。先生每诊治一个病例，均有法有方，都能从"整体观念"出发，初诊与复诊之间病情不同时，立法和方药亦随之变换。其立法择药投量时的精思冥悟，使我们眼际真实，脑际不忘。

博雅多艺

先生治医之余，复多雅嗜怡情艺事，如书法、诗词。有一方闲章，刻曰"八小时以外"，借以调剂意趣，恢复脑力，活跃思维，避免滞碍，俏以神行，使治学通达。先生常以陶弘景、王安道、傅青主等前辈医家为例，论医学可谓著作等身，而论其书法，又都是佼佼者。说明治学之道，理原一贯。专门研究感到有困难时，就去看看别的，或许从中能得到启发。他长期积累的学识正是出自多方面，经过覃思力索，相互对照，常可激发出一些感悟来。先生曾任中国书法家协会会员、安徽分会名誉理事，中华诗词学会会员，安徽省诗词学会理事。书画作品多次参加全国各省市展出，亦曾出展日本等国，并为日本、美国、加拿大、意大利等国际友人收藏。其书法甚富书卷气，评者谓其作品处处能入古，常常出新意，形成自家风貌。代表性撰述有《述行草书》《论清以来三百年书学》《甲骨文简介》《谈何子贞的书学》《读〈频罗庵论书〉》《读书六绝》《题傅青主书〈丹枫阁记〉》《题画墨竹》《题画芍药》《题画红梅》《重九体画菊七首》《题黄山二老下棋景》等多篇。部分被收入《中华诗词年鉴》及《中华诗词》。书法题跋有《黄宾虹书法之〈大盂鼎〉真迹题记》《韬庐隶法》题跋、《岳忠武书〈吊古战场文〉朱拓精印本题跋》《何子贞书道因碑精本跋》《十琴轩印谱题记》等。

学问必须自己求得，一分自求，一分真得；十分自求，十分真得。先生有他自己的眼力，正如孟子所说："君子深造之以道，欲其自得之也。自得之，则居之安。居之安，则资之深。资之深，则取之左右逢其源。"先生把严谨的学风和学术功力结合在一起，为医治学达到了"自得"境地。

诗人徐味赞曰："杏林艺苑每相通，神韵由来气脉同，我爱当今王乐老，风流直逼一瓢翁。"

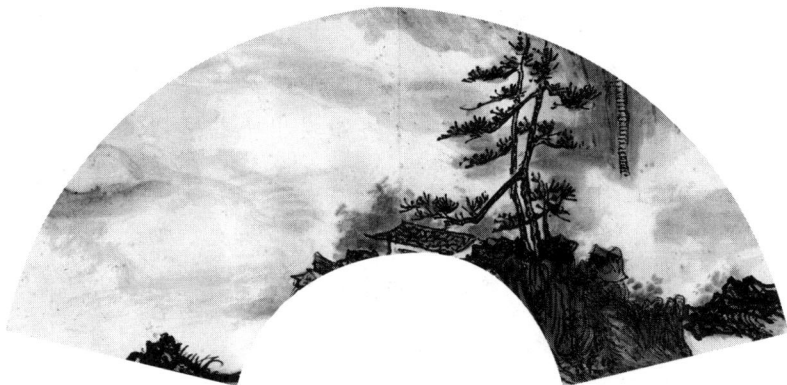

王乐匋教授年谱

1921年11月19日出生于安徽歙县新安王氏医学世家，早年随父亲季翔学习中医，同时跟随近代国学巨子汪仲伊先生之长子汪吉修先生和当地硕儒邵霞庵先生学古文，习书法，涉猎四书五经、诸子百家及中医经典，宋元明清医学诸家，打下深厚国学与医学根底。

1941年	在歙县开业行医。
1941～1943年	在歙县右任中学担任校医。
1944年	由堂兄王任之介绍到绩溪县城行医，任县医联合会秘书。
1952～1953年	在安徽中医进修班学习。

1954年	当选绩溪县人民代表大会代表，同时担任县卫生工作者协会副主任委员。
1956~1957年	在绩溪城关镇联合诊所任所长，并参加血防工作。
1957年	撰成《中医妇科学》一稿（未发表）。
1957~1960年	绩溪县医院任副院长，后任命为绩溪县第一医院副院长。
1958~1959年7月	在南京中医学院高级教研班学习，被评为优秀生。
1960年4月	特邀参加安徽省文教群英会。
1960年5月	参加安徽省第三届政协会议。
1960年8月	调安徽中医学院任教，担任伤寒、温病、诊断教研组组长，并主讲伤寒、温病、中医诊断等课程。
1962年	执笔撰写《王仲奇先生学术思想和临床经验简介》一文，并辑入《近代中医流派经验选集》（上海科技出版社出版）。
1964年	参加原卫生部统编（第二版）教材《温病学》和《中国医学史》编写。
1965年	参编《中医临床手册》（安徽科技出版社出版）。
1969~1970年	随学院前往歙县大阜北岸参加开门办学。
1970~1976年	随安徽中医学院并入安徽医学院，坚持中医临床门诊，担任中医系基础教研组组长，参加《中医临床手册》（第二版）的编写和修订。

1976年	随安徽中医学院恢复建院，先后在中医系担任中医基础理论、温病学教研组组长，中医文献研究室主任，主讲中医基础理论、温病学、伤寒论、中医各家学说等课程。
1978年元月	当选为安徽省第五届人民代表大会代表。
1978年	晋升副教授职务。
1978年	作为安徽中医学院首批研究生导师开始招收伤寒、温病、各家学说、医史文献、新安医学等方向研究生，先后培养范仁忠、徐应杼、杭琏、张玉才、钱俊华、童光东、刘惠玲、牛淑平、易玮等。
1978年	为研究生主讲《医宗金鉴》。
1979年	为研究生主讲《温病条辨》。
1980年	应陕西中医学院之邀，担任温病学郭谦亨教授指导的研究生答辩委员会委员。
1980年	担任安徽省中医学会常务理事，为杨以阶《儿科临证验案》撰写序文。
1981年	发表论文"谈调肝法在妇科疾病中的运用"。
1981年	发表论文"关于补中益气治疗胃下垂问题"。
1981年	发表论文"谈张景岳对外感病的认识与发挥"。
1982年7月	正式加入中国共产党。

1982年	发表论文"读程钟龄《医学心悟》"。
1982年	当选安徽省科学技术协会常务理事。
1982年	被原卫生部聘为高等医药院校中医专业教材编审委员。
1983年	主持点校程杏轩《医述》并由安徽科技出版社出版。
1983年	担任《安徽中医学院学报》编辑部主任。
1983年	主持着手编撰《续医述》。
1983年	为浙江柴中元所著《治肾研究》撰写序言。
1983年	发表论文"柳宝诒对伏气温病的认识与发挥"。
1983年夏	应邀赴新疆维吾尔自治区为温病讲习班讲授《温病条辨》。
1983年	为研究生主讲《中医文献目录学》。
1984年	发表论文"甲骨文简述"。
1985年	发表论文"谈书体的演变及武威汉代医简的发现在医学上意义"。
1985年	主持点校《外科正宗》《叶选医衡》，其后交人民卫生出版社出版。
1985年	应湖南九嶷山学院之聘，前往讲学，并担任该院名誉教授。受聘担任五版教材《温病学》副主编，该教材由上海科技出版社出版。
1985年	受卫生部中医研究院之聘，主编《中医内科学》。

1985年	发表论文"谈新安医学"。
1985年	发表论文"陆九芝对《伤寒论》的研究与贡献"。
	发表论文"寒温并用",其后收入科技文献出版社重庆分社《名老中医医话》选刊。
1985年12月	出席安徽省新安医学研究会成立大会并当选为研究会首任会长。
1985年	发表论文"述行草书"。
1985年	撰成论文"清三百年法书管窥"(未发表)。
	撰成论文"关于书法美的几个问题"(未发表)。
1986年	晋升教授职务。
1986年	发表论文"吴鞠通温热病处理方法的探讨"。
	先后两次应南京中医学院之邀前往主持温病学专业研究生论文答辩。
1986年	担任中华中医药学会中医内科专业委员会委员。
	应南京中医学院之邀,前往主持温病学专业、中医内科学专业研究生论文答辩。
1987年	撰成论文"论何子贞的书法"(未发表)。
1987年	撰成论文"读频罗庵论书"(未发表)。
1988年	加入中华诗词学会。

作为副主编参加高等中医院校教育参考丛书《温病学》编写，该书随后由人民卫生出版社出版。

| 1990年 | 被遴选为第一批全国名老中医。 |

| 1990年 | 主持编纂《新安医学丛刊》，历时五年，由安徽科技出版社出版。 |

| 1991～1994年 | 被遴选为全国第一批老中医药专家学术经验继承工作导师，培养吴毅彪，任何、吴南民三位学术继承人。 |

| 1991年 | 享受国务院政府特殊津贴。 |

| 1991年 | 聘为安徽省中医药专家学术经验继承工作导师。 |

| 1992年 | 整理出版《王仲奇医案》（安徽科技出版社出版）。 |

| 1992年 | 主校出版《圣济总录纂要》（安徽科技出版社出版）。 |

发表论文"新订萆薢分清饮治疗慢性前列腺炎"，并被收入《当代名医临证精华》由中医古籍出版社出版。

| 1992年 | 书法作品入选《世界当代书画名家作品集》。 |

| 1993年 | 获中国艺术研究院书法作品竞赛超拔奖。 |

| 1993年 | 主编《续医述》正式由安徽科技出版社出版。 |

| 1993年 | 自撰完成《读医随笔》，交安徽科技出版社出版。 |

1994年	获中华国际医学交流基金会颁发的"林宗杨医学教育奖"。
1994年	参加歙县新安画派研究会。
1994年	自撰完成《诊余诗草》。
1994年	参加中国书法家协会，当选安徽省书法家协会名誉理事。
	作为副主编，参与《中国传统医学大系》丛书的编写、审定，由长春出版社出版。
1995年6月6日	在安徽省博物馆举办石谷风、王乐匋书画展，集中展出170多幅书法代表作，深受书画艺术界高度评价。
1995年10月	正式退休，但一直坚持中医临床门诊。
1996年	书法作品《九龙璧》入选《中日书法作品汇观》。
1996年	主持完成新安医学研究课题《新安医籍考》。
1996～1998年7月	有多幅作品选送参加中日韩书法作品展，中央美术馆书法作品展，中国书法家协会书法作品展等。
1998年7月6日	因病入住安徽中医学院第一附属医院。
1998年8月16日	因病去世，享年78岁。
1999年1月	其主编的《新安医籍考》由安徽科技出版社正式出版发行。

后记

今年是王乐匋教授逝世20周年，将先生生前未出版的遗著整理出版，使先生高尚的医德医风，精湛的医术经验，弘深的人文学养，独到的治学门径，得以传扬，以惠及患者、医者、学者，当是纪念先生最好的方式了。

先生出身新安王氏医学世家，原名王广远，字乐匋，以字名，笔名老匋，别名默庐，从事中医医、教、研工作50余年，医文兼通，德术双馨，享誉国内外，1991年起享受国务院政府特殊津贴，1993年获"林宗扬医学教育家奖"。

先生幼承父兄之教，承新安王氏家学，早年行医乡里，即以善用仲景方，屡获殊效，享誉皖南，被誉为"王伤寒"。临证擅长中医温热病与心脑系病证诊疗，善用"条达木郁""滋肾柔肝""寒温同用"等治疗大法；用药讲求"慎""轻""巧"，灵动活泼。

先生世居新安，受徽文化涵泳，加之家风熏陶，乡儒发蒙，医事之余，研索诗词，醉心翰墨。1985年参与发起安徽省诗词学会，并担任理事，有《题红梅诗》《题傅青主书〈丹枫阁记〉》《题绩溪城南隐张坑》和《诊余诗草》等作品传世。先生曾为中国书法家协会会员，书协安徽分会名誉理事。擅长行、草、篆书，精于画竹。书法极富书卷气，作品处处能入古，常常出新意，自成一家风格。

先生生前拟出版《老匋读医随笔》《老匋书论》两书，并拟定目录，写成清稿，业已请王世杰、徐味二老作序，惜乎种种原因，终未付梓。《老匋读医随笔》，名之随笔，即为笔记体文章，不限题材，不拘体例，宛如小品，一篇一篇，自成体系，有读书心得，古方释义，有关于医学流派方面的独到观点，有对某一疾病的认识体会，所选医案也大多为追忆式，夹叙夹议，案话结合，可读性极强。先生行文，开门见山，虽言简意赅，又字斟句酌，且不乏文气。南朝梁·刘勰《文心雕龙·熔裁》说"句有可削，足见其疏；字不得减，乃知其密。"再读先生这一篇篇文章，深有此感。

本次整理工作我们本着两个原则进行：首先，是尊重原著，尽量保持原貌。其次，为了便于读者阅读，将书稿大体按相关内容分为医验撷秀、方药阐微、医理钩玄、诊余漫录、治学门径5个部分；同时，对文中一些内容作简单说明和注释。最后将先生小传与年谱附录书后，以资纪念。

"医验撷秀"部分，收录了先生诊治风温、湿温等外感温热病的验案；有对同病异治、异病同治等治则治法的具体实践；还有对重症肌无力、前列腺炎等具体病种的诊治心得。所收录的医案最早可追溯到20世纪50年代，最晚至20世纪80年代，有近30年的时间跨度，虽然本书不是专门的医案集，但是鉴于先生早年一些诊治外感热病、重症的独到经验，时至当下仍有重要的参考、借鉴价值，故而我们将1968年先生在绩溪伏岭公社的巡回义诊中几则病案也收入本书。

"方药阐微"部分，记载了先生对一贯煎、小青龙汤、大补阴丸等名方的研习、运用心得，尤其是对被誉为仲景第一方的桂枝汤的运用，发明颇多，妙不可言。用药方面，先生虽一贯以轻清灵动为特色，但对于附子这样的剽悍之品的运用也是有胆有识，尤其是在外感热病中运用附子，别出心裁，正如先生所言"附子之效，难以——尽举，变通而用之，即有若干热象，亦不避用，总在临证视其时机，配伍得宜耳。"

"医理钩玄"部分，收录了先生对相关学术问题的独到观点，精辟论述，有对《内经》教学之余的深入研索，如"释'诸禁鼓慄，如丧神守，皆属于火'"；有对某一医家的深入研究，如"对《伤寒典》外感病几个问题的再研""张景岳对动气的认识与处理""从张景岳论阳厥转阴得到的启示"等；有对吴鞠通论治温、陆九芝论治温、柳宝诒治温特色的横向研究；有对虚实补泻，单方与复方的探讨等。

"诊余漫录"部分，为先生的一些读医治学所感、所思等，有对古籍的研读，如读《温病条辨·燥气论》，读《老老余编》；有对王清任等古代医家革新思想的评论；有对某一问题的独到视角，如"谈薛生白耻以医自见""从'探病'以见前辈医风"；有对陶弘景、王安道、傅青主等医家书画艺术成就的提炼述评。

另外，先生平日所撰序文、题词等，观点鲜明，认识独到，如在为《中医病案学》所写序言中，先生从自己的实践中，体会到研习病案，进而从中探索前人辨证立方之技巧，以拓展自身临床诊治之思路，获益良多。同时指出，前人治案，也多瑕瑜互见，尝有不能尽于人意者矣，论述客观公允。这些已非一般单纯文字应酬，无论从文体还是内容上，都与本书风格相符，故也收录进来。

"治学门径"部分，记载了先生学习中医的心路历程，读书方法，跟师心得，以及对后学者学习中医方法路径的建言。

唐·王冰有言："将升岱岳，非径奚为；欲诣扶桑，无舟莫适。"治学、读书的方法十分重要，先生所撰写的，如"为医者最好学点目录学"，"要勤于动笔"，"'会意'——才是读书的精要所在"，"'得鱼忘筌'与'书读千遍'"等文确为经验之谈。

身没声名在，多应万古传！虽然先生已经离开我们20周年了，但他的音容笑貌宛如昨日，仍然历历在目，在录入、编排、校读先生的一篇篇文稿时，甚至感觉先生就坐在对面，操一口浓重的徽州方言，向你娓娓道来！

近年来，国家中医药主管部门十分重视中医学术流派的研究，2013年国家中医药管理局公布了第一批64家全国中医药学术流派传承工作室建设单位，"新安王氏医学"名列其中。2017年11月5日，安徽省人民政府发布《安徽省人民政府关于公布第五批省级非物质文化遗产代表性项目名录的通知》，"新安王氏医学"又成功入选第五批省级非物质文化遗产名录。"新安王氏医学"作为"新安医学"重要组成部分，以其独到的学术内涵，焕发出夺目光彩。

当前，中医药事业迎来了天时地利的大好时期，党的十九大报告指出，要"坚持中西医并重，传承发展中医药事业"。在这个伟大的时代，每一个中医人都有切实把中医药这一祖先留给我们的宝贵财富继承好、发展好、利用好，在建设健康中国中发挥中医药优势特色的使命。

"新竹高于旧竹枝，全凭老干为扶持。明年再有新生者，十丈龙孙绕凤池。"新安王氏医学，肇起清代嘉庆、道光年间，薪火传承，历经二百年，绵延不断，历久弥新，先生作为第五代代表性传承人之一，德艺双馨，继承和发扬他高尚的医德医风、深邃的学术思想、高超的临床技艺，必将造福更多的患者！

　　本书在整理出版过程中，中国医药科技出版社范志霞编审，无论是在书稿体例构架还是封面设计等方面与我们多次沟通、交流，多有用心；刘夏菲医师协助录入、校对部分手稿，在此一并表示感谢。

整理者

2018年4月5日

时值戊戌清明

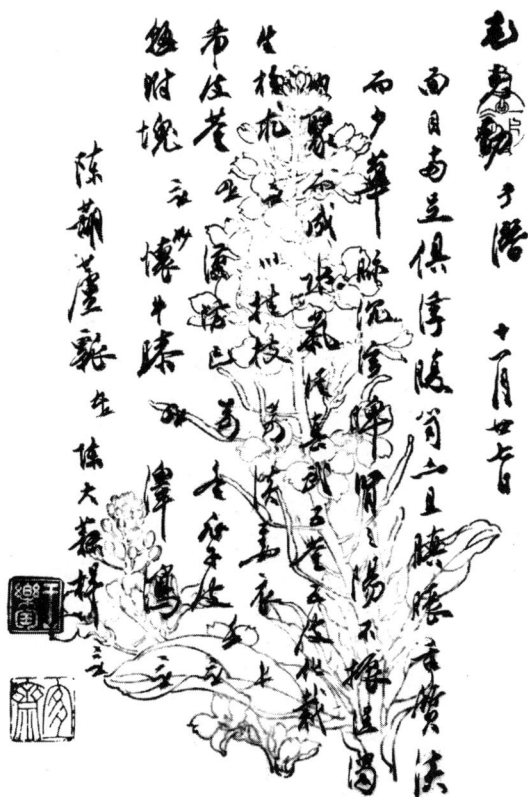